U0204110

面向人民健康
提升健康素养

面向人民健康
提升健康素养

相约 健康 百科 丛书

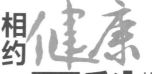

就医系列
问药

中青年女性
就医指导

主编 朱兰 樊庆泊

人民卫生出版社
·北京·

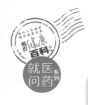

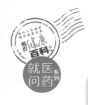

本书编委会

主　　编　　朱　兰　樊庆泊

副 主 编　　陈　蓉　顾　宇　张　庆

编　　者　　（按姓氏笔画排序）

马良坤　北京协和医院

王　兰　河北燕达医院

王　姝　北京协和医院

甘　娟　广州市白云区妇幼保健院

边　策　四川大学华西第二医院

朱　兰　北京协和医院

李　蓉　重庆大学附属肿瘤医院

吴　洁　南京医科大学第一附属医院

邹世恩　复旦大学附属妇产科医院

宋　楠　北京肿瘤医院

张　庆　郑州大学第二附属医院

张　真　石家庄市第四医院

陈　蓉　北京协和医院

宣　磊　北京协和医院

顾　宇　北京协和医院

徐　沁　福建省肿瘤医院

童晓嵋　浙江大学医学院附属邵逸夫医院

谢梅青　中山大学孙逸仙纪念医院

蔡　雁　哈尔滨医科大学附属第四医院

樊庆泊　北京协和医院

学术秘书　　王　姝　北京协和医院

李　玲　北京协和医院

陈竺院士
说健康

总　序

人民健康是现代化最重要的指标之一，也是人民幸福生活的基础。党的二十大报告明确到 2035 年建成健康中国。社会各界，尤其是全国医疗卫生工作者，要坚持以人民为中心的发展思想，把保障人民健康放在优先发展的战略位置，加快推进健康中国建设，全方位全周期保障人民健康，为实现"两个一百年"奋斗目标、实现中华民族伟大复兴的中国梦打下坚实的健康基础，为共建人类卫生健康共同体作出应有的贡献。

为助力健康中国建设，提升人民健康素养，人民卫生出版社（以下简称"人卫社"）联合相关学（协）会、平台、媒体共同策划，整合各方优势、创新传播途径，打造高质量的纸数融合立体化传播健康知识普及出版物《相约健康百科丛书》（以下简称"丛书"）。丛书通过图书、新媒体、互联网平台等全媒体，努力为人民群众提供全生命周期的健康知识服务。在深入了解丛书的策划方案、组织管理和工作安排后，我欣然接受了邀请，担任丛书专家指导委员会主任委员，主要基于以下考虑。

建设健康中国，人人享有健康。党的十八大以来，以习近平同志为核心的党中央一直高度重视、持续推动健康中国建设。2016 年党中央、国务院印发的《"健康中国 2030"规划纲要》指出，推进健康中国建设，是全面建成小康社会、基本实现社会主义现代化的重要基础，是全面提升中华民族健康素质、实现人民健康与经济社会协调发展的国家战略。健康中国的主题是"共建共享、全民健康"，共建共享是基本路径，全民健康是根本目的。人人参与、人人尽力、人人享有，实现全民健康，需要全社会共同努力。党的二十大对新时代新征程上推进健康中国建设作出新的战略部署，赋予了新的任务使命，提出"把保障人民健康放在优先发展的战略位置，完善人民健康促进政策"。丛书建设抓住了健康中国建设的核心要义。

提升健康素养，需要终身学习。健康素养是人的一种能力：它能够帮助个人获取和理解基本的健康信息和服务，并能运用其作出正确的判断和决定，以维持并促进自己的健康。2008 年 1 月，卫生部发布《中国公民健康素养——基本知识与技能（试行）》，首次以政府文件的形式界定了居民健康素养，我很高兴签发了这份文件。此后，我持续关注该工作的进展和成效。经过多年的不懈努力，我国健康素养促进工作蓬勃发展，居民健康素养水平从 2009 年的 6.48% 上升至 2021 年的 25.4%，人民健康状况和基本医疗卫生服务的公平性、可及性持续改善，主要健康指标居于中高收入国家前列，为以中国式现代化全面推进中华民族伟大复兴奠定了坚实的健康基础。健康素养需要持续地学习和养成，丛书正是致力于此。

健康第一责任人，是我们自己。2019 年 12 月，十三届全国人大常委会第十五次会议通过了《中华人民共和国基本医疗卫生与健康促进法》，该法第六十九条提出"公民是自己健康的第一责任人，树立和践行对自己健康负责的健康管理理念，主动学习健康知识，提高健康素养，加强健康管理。倡导家庭成员相互关爱，形成符合自身和家庭特点的健康生活方式。"从国家法律到健康中国战略，都强调每个人是自己健康的第一责任人。只有人人都具备了良好的健康素养，成为自己健康的第一责任人，健康中国才有了最坚实的基础。丛书始终秉持了这一理念，能够切实帮助读者承担起自己的健康责任。

接受丛书编著邀请后，我多次听取了丛书工作委员会和人卫社的汇报，提出了一些建议，并录制了"院士说健康"视频。我很高兴能以此项工作为依托，为人民健康多做些有意义的工作。丛书工作委员会和人卫社的同仁们一致认为，这件事做好了，对提高国民特别是青少年健康素养意义重大！

2022年11月，在丛书启动会议上，我提出丛书建设要做到心系于民、科学严谨、质量第一、无私奉献四点希望。2023年9月，丛书"健康一生系列"正式出版！丛书建设者们高度负责、团结协作，严谨、创新、务实地推进丛书建设，让我对丛书即将发挥的作用充满了信心，也对健康科普工作有了更多的思考。

一是健康科普工作需把社会责任放在首位。丛书为做好顶层设计，邀请一批院士担任专家指导委员会的成员。院士们的本职工作非常繁忙，但他们仍以极高的热情投入丛书建设中，指导把关、录制视频，担任健康代言人，身体力行地参与健康科普工作。全国广大医务工作者也要积极行动起来，把社会责任放在首位，践行习近平总书记提出的"科技创新、科学普及是实现创新发展的两翼"之工作要求，把健康科学普及放在与医药科技创新同等重要的位置，防治并重，守护人民健康。

二是健康科普工作应始终心系于民。健康科普需要找准人民群众普遍关心的健康问题，有针对性地开展工作，方能事半功倍。丛书每一个系列都将开展健康问题征集活动，"健康一生系列"收集了两万余个来自大众的健康问题，说明人民群众的健康需求是旺盛的，对专家解答是企盼的。丛书组织专家对这些问题进行了认真的整理、分析和解答，并在正式出版前后组织群众试读活动，以不断改进工作，提升质量，满足人民健康需求，这些都是服务于民的重要体现。丛书更是积极尝试应用新

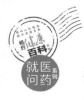

技术新方法，为科普传播模式创新赋能，强化场景化应用，努力探索克服健康科普"知易行难"这个最大的难题。

三是健康科普工作须坚持高质量原则。高质量发展是中国式现代化的本质要求之一。健康科普工作事关人民健康，须遵从"人民至上、生命至上"的理念，把质量放在最重要的位置，以人民群众喜闻乐见的方式，传递科学的、权威的、通俗易懂的健康知识，要在健康科普工作中塑造尊重科学、学习科学、践行科学之风，让"伪科学""健康谣言""假专家"无处遁形。丛书工作委员会、各编委会坚持了这一原则，将质量要求落实到每一个环节。

四是健康科普工作要注重创新。不同的时代，健康需求发生着变化，健康科普方式也应与时俱进，才能做到精准、有效。丛书建设模式创新也是耳目一新，比如立足不同的应用场景，面向未来健康需求的无限可能，设计了"1+N"的丛书系列开放体系，成熟一个系列就开发一个；充分发挥专业学（协）会和权威专家作用，对每个系列的分册构建进行充分研讨，提出要从健康科普"读者视角"着眼，构建具有中国特色的国民健康知识体系；精心设计各分册内容结构和具有中华民族特色的系列 IP 形象；针对人民接受健康知识的主要渠道从纸媒向互联网转移的特点，设计纸数融合图书与在线健康知识问答库结合，文字、图片、视频、动画等联动的全媒体传播模式，全方位、全媒体、全生命周期服务人民健康等。

五是健康科普工作需要高水平人才队伍。人才是所有事业的第一资源。丛书除自身的出版传播外，着眼于健康中国建设大局，建立编写团队组建、遴选与培养的系列流程，开展了编写过程和团队建设研究，组建来自全国，老、中、青结合的高水平编者团队，且每个分册都通过编写过程的管理努力提升作者的健康科普能力。这项工作非常有意义。希望未来，越来越多的卫生健康工作者能以高度的社会责任感、职业使命感，以无私奉献的精神参与到健康科普工作中，以更多更好的健康科普精品，服务人民健康。

衷心希望，通过驰而不息的建设，丛书能让健康中国、健康素养、健康第一责任人的理念深入人心，并转化为建设健康中国的重要动力，成为国民追求和促进健康的重要支撑。

衷心希望，能以大型健康科普精品丛书为依托，培养一支高水平的健康科普作者队伍，增强文化自信的建设力量，从而更好地为中华民族现代文明贡献健康力量。

衷心希望，读者朋友们积极行动起来，认真汲取《相约健康百科丛书》中的健康知识，把它们运用到自己的生活里，让自己更健康，也为健康中国建设作出每个公民的贡献！

中国红十字会会长

中国科学院院士

丛书专家指导委员会主任委员

2023 年 7 月

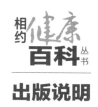

出版说明

　　健康是幸福生活最重要的指标，健康是 1，其他是后面的 0，没有 1，再多的 0 也没有意义。提升健康素养，是提高全民健康水平最根本、最经济、最有效的措施之一。党的二十大报告要求，加强国家科普能力建设，深化全民阅读活动。习近平总书记指出，科技创新、科学普及是实现创新发展的两翼，要把科学普及放在与科技创新同等重要的位置。在这一重要指示精神的指引下，人民卫生出版社（以下简称"人卫社"）努力探索让科学普及这"一翼"变得与科技创新同样强大，进而助力创新型国家建设。经过深入调研，团结广大医学科学家、健康传播专家、学（协）会、媒体、平台，共同策划出版《相约健康百科丛书》（以下简称"丛书"）。

　　为了帮助读者更好地了解和使用丛书，特将出版相关情况说明如下。

一、丛书建设目标

　　丛书努力实现五个建设目标，即：高质量出版健康科普精品，培养优秀的健康科普团队，创新数字赋能传播模式，打造知识共建共享平台，最终提升国民健康素养，服务健康中国行动落实和中华民族现代文明建设。

二、丛书体系构建

　　1. 丛书各系列分册设计遵从人民至上的理念，突出读者健康需求和

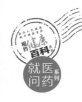

视角。各系列的分册设计经过多轮专家论证、读者健康需求调研，形成从读者需求入手进行分册设计的共识，更好地与读者形成共鸣，让读者愿意读、喜欢读，并能转化为自身健康生活方式和行为。

比如，丛书第一个系列"健康一生系列"，既不按医学学科分类，也不按人体系统分类，更不按病种分类，而是围绕每个人在日常生活中会遇到的健康相关问题和挑战分类。这个系列分别针对健康理念养成，到人生面临的生、老、病问题，再到每天一睁眼要面对的食、动、睡问题，最后到更高层次的养、乐、美问题，共设立 10 个分册，分别是《健康每一天》《健康始于孕育》《守护老年健康》《对疾病说不》《饮食的健康密码》《运动的健康密码》《睡眠的健康密码》《中医养生智慧》《快乐的健康密码》和《美丽的健康密码》。

2. 丛书努力构建从健康知识普及到健康行为指导的全生命周期全媒体的健康知识服务体系。依靠权威学（协）会和专家的反复多次研究论证，从读者的健康需求出发，丛书构建了"1+N"系列开放体系，即以"健康一生系列"为"1"；以不同人群、不同场景的不同健康需求或面临的挑战为"N"，成熟一个系列就开发一个系列。"主动健康系列""应急急救系列""就医问药系列""康养康复系列"，以及其他系列将在"十四五"期间陆续启动和出版。

3. 丛书建设有力贯彻落实"两翼论"精神，推动健康科普高质量创新发展。丛书除自身的出版传播外，还建立编写团队组建、遴选与培养的系列流程，开展了编写过程和团队建设研究，组建来自全国，老、中、青结合的高水平编者团队，并通过编写过程的管理努力提升作者的健康科普能力。丛书建设部分相关内容还努力申报了国家"十四五"主动健康和人口老龄化科技应对重点专项；以"《相约健康百科丛书》策划出版为基础探索全方位、立体化大众科普类图书出版新模式"为题，成功获得人卫研究院创新发展研究项目支持。

三、丛书创新特色

1. 体现科学性、权威性、严谨性。为做好丛书的顶层设计、项目实施和编写出版工作，保障科学性，成立丛书专家指导委员会、工作委员会和各分册编委会。

第十二届、十三届全国人大常委会副委员长，中国红十字会会长陈竺院士担任丛书专家指导委员会主任委员，国家卫生健康委员会副主任李斌、中国计划生育协会常务副会长于学军、中华预防医学会名誉会长王陇德院士、中国健康促进基金会荣誉理事长白书忠等担任副主任委员，三十余位院士应邀担任委员。专家们积极做好丛书顶层设计、指导把关工作，录制"院士说健康"视频，审阅书稿，甚至承担具体编写工作……他们率先垂范，以极高的社会责任感投入健康科普工作，为全国医务工作者参与健康科普工作树立了榜样。

人民卫生出版社、中国健康促进基金会、中国计划生育协会、中华预防医学会、中国科普研究所、全国科学技术名词审定委员会、健康报社、新华网客户端《新华大健康》等机构负责健康科普工作的领导和专家组成了丛书工作委员会，并成立了丛书工作组，形成每周例会、专题会、组建专班等工作机制，确保丛书建设的严谨性和高质量推进。

各系列各分册编委会均由相关学（协）会、医学院校、研究机构等领域具有卓越影响力的专家组成。专家们面对公众健康需求迫切，但优秀科普作品供给不足、科普内容良莠不齐的局面，均以极大的热忱投入丛书建设与编写工作中，召开编写会、审稿会、定稿会等各类会议，对架构反复研究，对内容精益求精，对表达字斟句酌，为丛书的科学性、权威性和严谨性提供了可靠保证。

2. 彰显时代性、人民性、创新性。习近平总书记在文化传承发展座谈会上发表重要讲话,强调"在新的起点上继续推动文化繁荣、建设文化强国、建设中华民族现代文明,是我们在新时代新的文化使命"。丛书以"同中国具体实际相结合、同中华优秀传统文化相结合"理念为指导,彰显时代性、人民性、创新性。

丛书高度重视调查研究工作,各个系列都会开展面向全社会的问题征集活动,并将征集到的问题融入各个分册。此外,在正式出版前后都专门开展试读工作,以了解读者的真实感受,不断调整、优化工作思路和方法,实现内容"来自人民,根植人民,服务人民"。

在丛书整体设计和 IP 形象设计中,力求用中国元素讲好中国健康科普故事。丛书在全程管理方面始终坚持创新,在书稿撰写阶段,即采用人卫投审稿平台数字化编写方式,从源头实现"纸数融合"。在图书编写过程中,同步建设在线知识问答库。在图书出版后,实现纸媒、电子书、音频、视频同步传播,为不同人群的不同健康需求提供全媒体健康知识服务。

3. 突显全媒性、场景性、互动性。丛书采取纸电同步方式出版,读者可通过数字终端设备,如电脑、手机等进行阅读或"听书";同时推出配套数字平台服务,读者可通过图书配套数字平台搜索健康知识,平台将通过文字、语音、直播等形式与读者互动。此外,丛书通过对内容的数字化、结构化、标引化,建立与健康场景化语词的映射关系,构建场景化知识图谱,利用人们接触的各类健康数字产品,精准地将健康知识推送至需求者的即时应用现场,努力探索克服健康科普"知易行难"这个最大的难题。

四、丛书的读者对象、内容设计和使用方法

参照《中国公民健康素养 66 条》锁定的目标人群，丛书读者对象定为接受九年义务教育及具备以上文化水平的人群，采用问答形式编写，重点选择大众日常生活中"应知道""想知道""不知道"和"怎么办"的问题。丛书重在解决"怎么办"，突出可操作性，架起大众对"预防为主"和"一般健康问题"从"为什么"到"怎么办"的桥梁，助力从"以治病为中心"向"以健康为中心"转变。

丛书是一套适合普通家庭阅读、查阅和收藏的健康科普书，覆盖日常生活中会遇到的常见健康问题。日常阅读，可以有效提升健康素养；遇到健康问题时查阅对应内容，可以达到答疑解惑、排忧解难的目的。此外，丛书还配有丰富的富媒体资源，扫码观看视频即可接收来自专家针对具体健康问题的进一步讲解。

《庄子·内篇·养生主》提醒我们："吾生也有涯，而知也无涯，以有涯随无涯，殆已！"如何有效地让无穷的医学知识转化为有限的健康素养，远远不止"授人以渔"这么简单，这需要以大型健康科普精品出版物为依托，培养一支高水平的健康科普作者队伍；需要积极推进相关领域教育、科技、人才三位一体发展，大力弘扬科学精神和科学家精神；还需要社会各界积极融健康入万策，并在此基础上努力建设健康科学文化，增强文化自信的建设力量，从而更好地为中华民族现代文明建设贡献健康力量。

衷心感谢丛书建设者们和读者们的大力支持，让我们共同努力，为健康中国建设和中华民族现代文明建设作出力所能及的贡献。

丛书工作委员会

2023 年 7 月

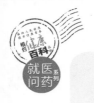

前　言

　　女性健康包含生理健康和心理健康，其重要性不言而喻。它不仅关系到个人的生活质量，也对家庭和社会产生深远影响。女性健康涵盖从青春期、生育期、围绝经期到老年期的各个阶段。本书编写的初衷旨在为广大女性读者提供科学、准确的健康知识，使每位读者都能更好地理解和关心自己的健康、应对生活中的健康挑战，同时鼓励大家积极参与到自己的健康管理中来。

　　为落实健康中国战略精神，面向人民健康需求，提升百姓健康素养，人民卫生出版社组织国内医学专家，编写了《相约健康百科丛书》"就医问药系列"，我们邀请了来自国内12座城市14家医院的21位妇产科知名科普专家，他们分布于妇产科的各个专业领域，共同完成《相约健康百科丛书——中青年女性就医指导》的编写。全书分为4个部分：普通妇科疾病、常见妇科肿瘤、怀孕和分娩及妇科内分泌疾病与不孕。关注女性生殖健康和生命健康的常见妇科疾病及威胁女性生命的恶性肿瘤，指导如何生育健康的后代、优生优育与如何进行孕产妇管理及如何维护占生命三分之一的绝经后的女性健康等。同时本书还注入了很多新理念、新观点、新进展，以及新技术、新方法。

郎景和院士
说健康

在编写本书的过程中，我们深知科普读物的社会责任和教育价值，因此特别注重信息的准确性和可读性，力求用通俗易懂的语言解释专业的医学知识，使之不失学术性的同时，又能亲切地与广大读者对话。无论您是医学专业人士，还是对女性健康感兴趣的普通读者，都可以在本书中找到值得关注的内容。

维护和保障女性一生的健康是我们妇产科医务工作者的责任和义务，希望女性朋友能够从本书中得到帮助！

朱　兰　樊庆泊

2024 年 4 月

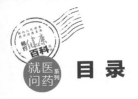

目 录

第一章　普通妇科疾病

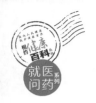

 **常见妇科肿瘤**

一　卵巢癌

二 子宫内膜癌

三 宫颈癌

四　其他妇科肿瘤

第三章 怀孕和分娩

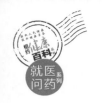

第四章 妇科内分泌疾病与不孕

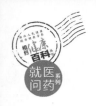

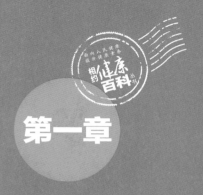

第一章

普通妇科疾病

一

外阴及
阴道疾病

1. 为什么女性**生殖系统**
具有**自我防护**功能

女性朋友们普遍很关心自己的健康问题，尤其是对于生殖系统的保健，以及如何预防妇科疾病的发生。但在她们中，很多人却并不了解健康女性生殖系统其实具有多种自我防护功能，且这些功能有助于维持其生殖系统正常并可防止相关感染的发生。

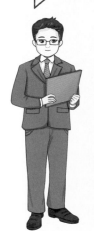

女性生殖系统的生理结构具有一定的防御功能。女性外阴部两侧的大阴唇自然合在一起，处于闭合状态，可将阴道口、尿道口遮盖住。在正常状态下，女性阴道的前后壁会贴敷，宫颈内口紧闭；阴道能随着女性体内雌激素水平的上升而增厚，宫颈管可分泌大量富含乳铁蛋白及溶菌酶的黏液栓、子宫内膜的周期性剥脱，均能起到自我清洁作用，以及宫颈和子宫内膜会聚集大量淋巴细胞，这些特点就形成了女性完善的自然防御功能。

正常情况下，女性阴道内会存在一定的有益菌群（如乳杆菌），具有黏附能力，能在阴道内形成生物膜，阻止致病菌的黏附和侵袭。这些菌群保持平衡的状态，有助于抑制有害微生物生长，维持阴道的健康平衡，对女性生殖系统具有一定的保护作用。

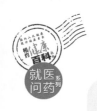

阴道中的各种微生物菌群是相互制约、相互作用、相互依赖的，它们共处于阴道的微生态环境中，保持着协调、平衡的状态。在正常情况下，阴道内环境呈弱酸性，有许多菌群共同存在，菌群间的相互制约作用能抑制某种菌属过度增长，这是人体的一种自然防御系统。

女性这些自我防护机制，可帮助维持女性生殖系统的健康状态，减少自身被感染的风险。

（樊庆泊）

2. 出现**外阴发白、瘙痒**怎么办

外阴出现发白和瘙痒的情况可能是由于多种原因引起的，这些原因可包括感染、炎症、过敏及其他妇科问题。例如，真菌感染、细菌感染、过敏反应、皮肤炎症，以及一些性传播疾病，均可能导致外阴瘙痒、疼痛和颜色变化。

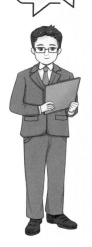

专家说

女性出现外阴发白和瘙痒的症状，最常见原因是患外阴硬化性苔藓（俗称外阴白斑），是一种非感染性、炎性病变，症状为各种因素所致的外阴部或肛周皮肤变薄、色素减退、变白或粗糙、萎缩，癌变率约在5%。因该病的病情发展缓慢、不能彻底治愈，严重影响女性朋友的身体健康。

对于外阴硬化性苔藓的治疗，常采用局部使用药物（如糖皮质激素类软膏）治疗，目前临床常用苯海拉明乳膏局部止痒，他克莫司软膏局部涂抹缓解控制症状，预防进展。亦可以局部采用物理方法（如海扶刀、激光或冷冻等）治疗，必要时可行病灶局部切除。

患有外阴硬化性苔藓的女性要保持外阴干燥清洁，忌用肥皂或刺激性药剂清洗外阴，不可食用辛辣或刺激性食物；衣着宜宽大、勤换洗，同时要注意穿用质地柔软的棉制品，不穿太紧、透气性不好的内裤；少吃易过敏食物；尽量减少搔抓，避免破损皮肤合并感染；多参加户外活动以增强免疫力、分散注意力、减少焦虑情绪，以及降低发病概率。

健康加油站

外阴部皮肤为什么会变白

其原因至今还不清楚，可能与下述因素有关。有21%的患者合并自身免疫性相关疾病，与全身性因素有关，如与糖尿病、内分泌紊乱有关。外阴的局部环境，如

关键词

外阴发白、瘙痒 外阴硬化性苔藓

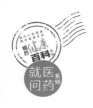

潮湿、闷热等物理刺激，都可诱发病变。还有人认为与激素有关，还可能与感染、遗传以及性激素缺乏有关。

本病以 40 岁左右女性多见，其次为幼女。通常先发于小阴唇内外侧及阴蒂，继而延及大阴唇内侧显示灰白色斑块，表面角化、粗糙，甚至有皲裂，伴浸润肥厚。临床表现为瘙痒剧烈，可持续数月乃至数年之久。这种瘙痒不分季节与昼夜，让人难以忍受。如伴有阴道炎，瘙痒则加剧。晚期阴道口可挛缩狭窄，外阴、阴蒂萎缩，周围组织均失去弹性。

（樊庆泊）

3. 可以经常用**阴道清洁剂**清洗阴道吗

可以经常用阴道清洁剂清洗阴道吗？清洗会阴，越勤越好吗？答案是否定的。

一般来说，不建议女性经常使用阴道清洁剂清洗阴道。阴道有自我清洁的机制，包括酸性环境、有益细菌的存在，以及黏液的产生，这些都有助于维持阴道的健康平衡。

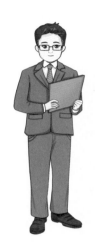

女性的会阴需要清洁，但不是洗得越勤越好，过度的清洁会破坏其黏膜表面的保护膜，使其变得干燥、不适，甚至出现瘙痒症状。清洗次数保持每天 1 次就可以了，而且在一般情况下，不要对阴道内进行冲洗，频繁使用阴道清洁剂可能破坏阴道内的正常微生态平衡，导致有益细菌减少，从而增加阴道感染的风险。此外，一些清洁剂可能含有化学物质，可能引起过敏反应或刺激阴道黏膜，导致阴道出现瘙痒、灼热感或其他不适症状，对阴道内的冲洗会增大妇科炎症的发病率。

最好采用淋浴的方式，用温水冲洗会阴。如果无淋浴条件，也可以用盆接水清洗，但要专盆专用，清洗前应先洗净双手，然后从前向后清洗外阴及大、小阴唇，最后清洗肛周及肛门。正常情况下无需进行阴道内冲洗。

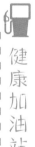

健康加油站

女性朋友当发现阴道有异味或出现瘙痒，小便时有灼烧感，阴道分泌物异常时，一定要及时就医。医生会进行必要的检查，了解具体病因，并给予相应的治疗方案。在没有明确医生建议的情况下不要自行使用阴道清洁剂。外阴瘙痒不能过度搔抓、摩擦，用热水洗烫的方法缓解瘙痒更是不可取的，那样会造成皮肤黏膜的损伤和继发感染。如果瘙痒无法忍受，可以用温水冲洗或浸泡 20 分钟以缓解症状，这里需要注意使用的不是热水是温水。

（樊庆泊）

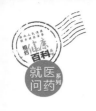

4. 如何**观察白带**是否正常

关键词

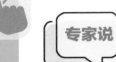

白带 异常症状

白带由阴道、宫颈及子宫内膜分泌物混合组成，受雌激素的影响，能够反映内分泌的正常与否。当白带的色、质、量和气味发生变化时，常常提示妇科疾病的发生。

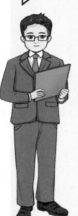

观察白带的性状是女性了解自身生殖健康状况的一种方式。

1. 正常的白带特征

（1）颜色：正常的白带通常是透明或白色的，有时可能略带乳白色。

（2）质地：正常的白带应该是黏稠的，类似半透明的鸡蛋清。

（3）量：白带的量在月经周期的不同阶段可能会有轻微的变化。通常，在排卵期间白带量会有所增多，这是正常的生理现象。

（4）pH：正常的白带通常呈微酸性，有助于预防感染。

（5）气味：正常的白带不应该有强烈的恶臭。

2. 异常的白带特征

（1）颜色：异常的白带可能呈现黄色、绿色、灰色或棕色，这可能是感染的迹象。

（2）气味：异常的白带可能伴随着恶臭，可能是感染的标志。

（3）质地：异常的白带可能呈水状、块状、奶酪状等不同的质地。

（4）伴随症状：如果伴随着瘙痒、灼热感、疼痛或其他不适症状，可能提示发生感染或其他问题。

当你观察到白带有明显的变化，特别是伴随着异常症状，建议及时咨询医生。专业的医生可以通过检查和实验室测试来确定问题的原因，并制定相应的治疗方案。自我诊断和自我治疗并不是明智的选择。

（樊庆泊）

5. 出现**牛奶样白带**怎么办

女性的阴道分泌物在月经周期中会发生变化，这是为了帮助保持阴道的湿润和清洁。排卵期间，分泌物可能会增多，并会呈现乳白色或透明状。性交时，女性阴道会分泌更多的液体，可能导致分泌物变得更浑浊，类似牛奶。这都是正常的生理变化。

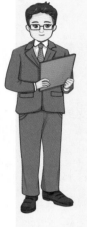

阴道分泌物 牛奶样白带

专家说

念珠菌是一种常见的霉菌，它可以导致阴道感染，称为念珠菌感染。这种感染通常伴随着白色、凝乳状的分泌物，有时会出现类似牛奶的外观。一些性传播疾病（如滴虫病），也可能引起阴道分泌物的变化。

细菌感染也可能导致阴道分泌物的变化，包括颜色和质地的改变。细菌性阴道病是由细菌引起，并且是一组细菌共同作用的结果，其中包括加德纳尔菌、动弯杆菌及其他厌氧菌。健康女性的阴道内存在许多菌群，乳杆菌占统治地位，它可以产生过氧化氢杀死厌氧菌。而当人体的免疫力低下、内分泌功能紊乱、月经前后、感冒或性关系紊乱和性生活过度时，阴道内环境发生变化，厌氧菌大量繁殖，抑制了乳杆菌的生长，使加特纳菌和厌氧菌在阴道内占主导地位，产生细菌性阴道病。厌氧菌大量生长可以产生胺类物质，发出令大家厌恶的臭鱼烂虾味。

细菌性阴道病可以通过性接触传播，在不洁性交的人群中发病率很高。同时，该病也可以通过水、毛巾、衣服等传播。细菌性阴道病患者最大的烦恼是阴道分泌物增多，颜色似牛奶，伴有腥臭味，一般不会出现外阴瘙痒，阴道壁及外阴的炎症不明显。患者丈夫的生殖器也会散发同样的鱼腥味，因为男性的精液中含有碱性的前列腺液，进入阴道内与分泌物接触后，可以释放出胺类物质，使臭味加重。

对于细菌性阴道病的治疗，建议在医师的指导下用药，常用方法有：口服甲硝唑或者替硝唑片，外用克林霉素软膏涂抹阴道或用双唑泰栓塞阴道，每晚 1 次，共 7 天。

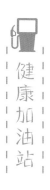

健康加油站

诊断细菌性阴道病的标准包括如下 4 条。

（1）均匀一致的白色牛奶样白带。

（2）阴道分泌物的 pH>4.5。

（3）胺臭味试验阳性，即白带涂在玻璃片上加一滴 10% 的氢氧化钾 1~2 滴出现鱼腥味。

（4）白带镜检见线索细胞（上亿个加特纳菌或某些厌氧菌附着在阴道脱落的表层细胞上）。

上述 4 条中存在任意 3 条即可确诊。

（樊庆泊）

6. 患**阴道炎**应如何治疗

阴道炎是妇科常见疾病之一，某些因素破坏了阴道内的生态平衡，或阴道遭遇外源性病原体入侵，导致阴道黏膜发生炎症。

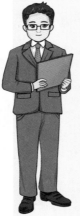

专家说

阴道炎常见的类型包括以下几种。

（1）细菌性阴道炎：由于阴道内细菌平衡紊乱引起，常见症状包括异味、白色或灰白色分泌物。

（2）念珠菌性阴道炎：由念珠菌引起，常见症状包括阴道瘙痒、灼热感、白色凝块状分泌物。

（3）滴虫性阴道炎：由滴虫寄生引起，常见症状包括瘙痒、灼热感、异味、黄绿色泡沫状分泌物。

治疗阴道炎的方法取决于引起炎症的类型，一般包括以下几种。

（1）抗生素治疗：细菌性阴道炎常用口服或局部抗生素治疗。

（2）抗真菌药物治疗：念珠菌性阴道炎通常使用口服或局部抗真菌药物治疗。

（3）抗寄生虫药物治疗：滴虫性阴道炎需要使用抗寄生虫药物治疗，常为口服药物。

在日常生活中，患者需注意以下几点。

（1）保持个人卫生：定期清洗，使用温和的清洁剂，避免使用香皂和洗液，以维持阴道的自然酸碱平衡。

（2）避免过度使用抗生素：过度使用抗生素可破坏阴道内的菌群平衡，故应避免不必要的使用。

（3）避免阴部潮湿：保持阴部干燥、透气，避免穿潮湿的衣物。

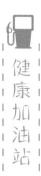
阴道炎患者在治疗前，最好咨询医生的建议，因为自行使用药物可能导致出现不良反应或复发。如果症状持续或加重，说明诊断和处理出现问题，应及时就医。医生会根据具体情况为患者制定合适的治疗方案。

（樊庆泊）

7. 反复出现**外阴瘙痒、豆腐渣样白带**能治愈吗

女性出现阴道瘙痒及豆腐渣样白带都提示着机体存在一定妇科疾病，需加以重视。

专家说

外阴瘙痒是妇科很常见的症状，严重者可波及肛周，症状常时轻时重，使患者坐卧不宁，影响其工作和生活。若患者反复搔抓会出现皮肤增厚、抓痕、血痂及苔藓样硬化等改变。引起外阴瘙痒的原因有很多，如日常衣着因素的刺激、全身性疾病、外阴局部病变及感染等都可能成为致病因素。

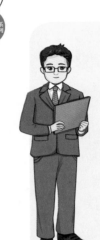

出现豆腐渣样白带，其常见的病因为外阴或阴道念珠菌病，就是我们通常所说的念珠菌性阴道炎或霉菌性阴道炎，是由念珠菌引起的一种常见的妇科疾病。引起阴道炎的致病菌通常是念珠菌中的白念珠菌，患者表现为白带增多、阴部瘙痒、灼热痛，常伴有尿频、尿急和性交疼痛。白带多为黏稠状，呈白色豆腐渣样或乳酪样。小阴唇内侧及阴道黏膜附有白色片状薄膜，擦去后可见红肿的阴道黏膜。

怎样治疗外阴阴道念珠菌病呢？

对于单纯性感染，建议给予单次剂量的口服氟康唑（150mg）；对于复杂性感染，其治疗疗程比单纯性感染女性长，存在重度症状或免疫功能受损女性，给予连续2剂氟康唑（每次150mg，间隔3日）。感染光滑假丝酵母菌女性，阴道内应用硼酸胶囊（每次600mg，每晚1次，持续2周）。替代治疗包括阴道内制霉菌素栓剂（每日100 000IU）、两性霉素B或氟胞嘧啶乳膏。感染克柔假丝酵母菌的女性，使用除氟康唑外的局部用唑类药物（乳膏或栓剂），孕期患者，建议阴道局部应用咪唑类（克霉唑、咪康唑，持续7日）；复发性外阴阴道炎（每年≥4次），给予抑制性维持治疗，不是仅在每次发作时治疗。初始诱导治疗为氟康唑150mg，每72小时1次，持续3次；随后给予氟康唑维持治疗，每次150mg，每周1次，持续6个月。

预防外阴阴道念珠菌病，包括以下措施。

（1）正常人体就是念珠菌的携带者，与人体共生，只有在一定条件下才可能致病。因此只要消除致病条件，就能达到预防目的。

（2）锻炼身体，均衡饮食，不过食含糖量高的食品。

（3）养成良好的卫生习惯。上厕所前洗手；不滥用不洁卫生纸；排便后擦拭外阴时宜从前向后擦；每日清洗外阴，换洗内裤并放在通风处晾干；自己的盆具、毛巾自己专用；内裤与袜子不同盆清洗。

（4）合理穿衣。不穿化纤内裤，不穿紧身、透气差的衣裤；不借穿他人内衣、内裤及泳装。

（5）使用公共厕所时尽量避免使用坐式马桶；提倡淋浴，不洗盆浴；浴后不直接坐在浴室座椅上；不在消毒不严的泳池内游泳。

（6）不过度清洗。过度地清洗阴道，无疑是将阴道的弱酸环境和菌属间的相互制约关系给破坏了，于是白念珠菌就会大量繁殖，人就会得外阴阴道念珠菌病。

（7）不滥用抗生素。长期、大量应用抗生素会破坏阴道细菌间的制约关系，使念珠菌失去抑制过多生长而致病。

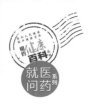

（8）积极治疗糖尿病。糖尿病患者平时可用苏打水清洗外阴，以提高阴道的 pH，抑制念珠菌生长。

（9）使用药物避孕的女性如果反复发生念珠菌性阴道炎，应停用避孕药，改用其他方法避孕。

（樊庆泊）

关键词

阴道排液　输卵管积水　输卵管癌

8. 为什么有些女性会出现

阴道排液

有些女性会出现阴道内总有一股一股的液体往外流，导致内裤潮湿，让人很不舒服，这就是所谓的阴道排液。

专家说

阴道排液往往由两种原因导致，即输卵管积水和输卵管癌。

输卵管积水的治疗取决于患者是否期望保留生育功能以及症状的严重程度。如果症状轻，不影响生育，只需单纯观察。如果患者无生育要求，并且症状严重，宜行手术。

手术是输卵管癌最主要的治疗手段。手术范围应包括全子宫、双附件、大网膜、阑尾及盆腔淋巴结的

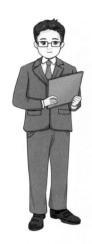

切除，术后应根据患者病情分期进行相应治疗。因为早期输卵管癌很像单侧的输卵管积水，所以必须充分地观察，在排除其他原因的阴道排液，在腹腔镜或剖腹探查术时见到增粗的输卵管，必要时还需切除输卵管组织做术中组织学检查，从而作出明确诊断。

早期输卵管癌很像输卵管积水，也可以引起阴道排液。有时阴道及宫颈等部位的炎症表现出的分泌物增多需与阴道排液相鉴别。

输卵管积水的发病机制尚不明确，一般认为是慢性输卵管积脓的脓性渗出物被吸收后，残留的液体所形成的，但大多数人则认为是由于毒性较低的细菌上行性感染所致。细菌主要感染输卵管黏膜，当伞部黏膜因炎症粘连闭锁后，积聚在管腔内的漏出液和渗出液逐渐增多而形成输卵管积水。由于输卵管积水内含的液体的释放可以出现持续性或间歇性的阴道排液，所以被称作外溢性输卵管积水。输卵管积水多呈扭曲的腊肠状或曲颈蒸馏瓶状，但一般与周围器官无粘连或仅有少量稀松的粘连。其管壁外表光滑，壁薄而透明，伞部内翻，伞端开口完全闭塞。管内液体清亮，管腔呈单房或多房型，但以单房型多见。

输卵管癌亦会引起阴道排液，原发性输卵管癌是女性生殖器官中最少见的一种癌症，其发病率占妇科恶性肿瘤的0.1%~0.5%。平均发病年龄为 52 岁，90% 以上病例为在 40 岁以后发病。原发性输卵管癌的确切发病原因尚不明了，鉴于这种患者 50% 有不育史，70% 伴有慢性输卵管炎，因此认为炎症可能是其发病诱因。输卵管癌早期时多无症状。当病变发展时，

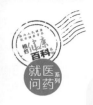

可出现阴道排液、腹痛和盆腔肿块，称为输卵管癌"三联征"。典型的三联征很少出现，因此凡遇到有间歇性阴道排液症状的女性，应想到有患输卵管癌的可能；尤其当排液症状和腹痛、腹部肿块紧密联系时，如抽血检查肿瘤标志物升高，即可作出临床诊断。

（樊庆泊）

宫颈病变

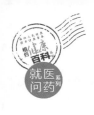

9. 白带中出现血丝怎么办

白带 血丝 宫颈息肉

白带中出现血丝可能有多种情况，如阴道炎、宫颈炎、宫颈癌前病变，甚至宫颈癌等情况，其中以宫颈息肉最为常见。

专家说

宫颈息肉极少数发生恶性变；虽然多数是良性的，但一旦发现就应摘除，并送病理检查。由于息肉易于复发，因此应定期复查，并应积极治疗阴道炎。不应忽略的是应定期作宫颈检查，以排除恶性变。

宫颈息肉是妇科常见病，是慢性宫颈炎的一种。因为炎症刺激使子宫颈内膜组织增生，子宫有排除异物的倾向，使增生的黏膜逐渐自基底部向宫颈外口突出而形成的息肉样改变，故也叫做宫颈内膜息肉。宫颈息肉是生长在宫颈管内或宫颈外口的良性赘生物，生育年龄多见。来源于宫颈管黏膜的息肉，呈鲜红色，质地软，较脆弱，轻轻接触即可出血。息肉很小时无明显症状，易被忽略。因为 1/3 以上的患者缺乏明显症状，即使有症状大多也很轻微，主要表现为少量点滴出血、鲜红色，或在性生活后少量出血，有时会误认为是"回经"。少数患者的出血量可与月经相似。部分患者平时可有黄色白带，多数有异味，或白带中带有血丝；还可表现为绝经后阴道流血。息肉较大时，则会出现阴道流血，月经后淋漓出血、白带增多、血性白带以及接触性出血或是在性交后及蹲着用力大便时出血。做妇科体检，当用阴道窥器暴露宫颈时，可见息肉外形大小不等，形状不一，如水滴样、圆形、扁圆形，其表面光滑，呈鲜红色或稍呈暗红色，有的带蒂或是蒂深入到颈管内，质地较脆，碰到时容易出血。

（樊庆泊）

10. 同房后出现出血怎么办

同房后出血是一种接触性出血，可能由宫颈炎症引起，也可能是子宫颈癌前病变或癌的早期表现。这是两种性质完全不同的子宫颈病变，但两者之间又存在着一定的关系。

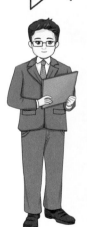

宫颈炎症引起的同房后出血最为常见，宫颈息肉、宫颈柱状上皮外翻，宫颈肥大，宫颈纳氏囊肿是宫颈炎症的几种表现，其中宫颈息肉、宫颈柱状上皮外翻最容易引起同房后出血。

建议已婚女性每年应定期做一次宫颈液基薄层细胞学检查（thin-prep cytology test，TCT）及高危型HPV检查，以早期发现宫颈病变。宫颈癌虽然发病率和死亡率都很高，但它属于可以早期发现的肿瘤。宫颈癌在早期，甚至癌前病变时，就有可能作出确诊。

早期宫颈癌常常无症状，与慢性宫颈炎没有明显区别。尤其对于老年患者，由于其宫颈已经萎缩，在检查中甚至看不到宫颈异常，癌症表现往往被掩盖。有些宫颈管癌患者，由于病灶位于宫颈管内，宫颈外观仍表现正常，容易被忽略而漏诊。但多数患者常会表现出一系列症状，因此，认真观察症状对宫颈癌的诊断有重要意义。宫颈癌引起的同房后出血较为严重；子宫颈上皮由宫颈阴道部的鳞状上皮与宫颈管的柱状上皮共同组成，两者有一个交界部形成一个移行带。许多诱因，如外来致癌物质的刺激（主要是 HPV），可导致癌前病变，最后有 10%~15% 的患者可发展为子宫颈癌。

（樊庆泊）

11. 未出现宫颈病变，为什么体检仍要进行**宫颈防癌检查**

女性通常在 30 岁以后进入宫颈癌高发时期，但目前年轻女性宫颈癌的发生率逐年增多，认真进行普查和随诊可以预防宫颈癌。宫颈上皮内癌变（CIN）是宫颈癌的癌前病变，细胞或组织有了异常增殖的改变，既具有上皮细胞的异型性，又保持一定的分化能力。在某种意义上有双向发展的可能性。

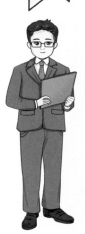

CIN 是个相对较长的时间过程，对 90% 的妇女而言，从宫颈病变到癌的自然演变一般需要 5~10 年，可充分利用这段时间进行诊治，阻断 CIN 发展为宫颈癌，这使医疗干预和治疗成为可能，关键在于普查，及早发现、及早处理，而早期诊断可以完全治愈。

CIN 一般无明显症状和体征，部分有白带增多、白带带血、接触性出血及宫颈肥大、充血、柱状上皮外移、息肉等慢性宫颈炎的表现，正常外观宫颈也占相当比例（10%~50%），故单凭肉眼观察是无法诊断 CIN 的，需要进一步检查才能获得诊断。CIN 是一种癌前病变，并非单向的发展过程，而是具有不同的结局：一是病变自然消退，二是病变持续不变，三是病变持续发展，可能发展为宫颈癌。

（樊庆泊）

12. 诊断为**宫颈癌前病变**
需要如何治疗

宫颈癌前病变，即宫颈上皮内癌变，为什么说确诊后需及时治疗呢？简单一句话，为了阻止发展为宫颈癌。

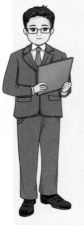

宫颈上皮内癌变常用的治疗方法如下。

1. 常规随诊 随诊观察，定期复查。

2. 物理治疗 即利用烧灼来破坏受累宫颈组织，包括宫颈冷冻、激光、电烙、射频、冷凝等，优点是操作简单，门诊可以进行。缺点是不能获得组织标本。

3. 手术治疗 宫颈锥切术，即圆锥形的切除一部分宫颈组织，包括子宫环形电切除术（loop electrosurgical excision procedure，LEEP）和冷刀锥切术。其优点是能够提供标本进一步检查，以发现可能存在的更严重的病变，但因创伤稍大，需要住院。

（1）CIN1：约 65% 的患者可以逆转正常，20% 的患者可以维持稳定，约 15% 的 CIN1 最终可能进一步发展，因此有随诊条件的患者，可采用定期复查、严密监测，必要时采用物理治疗方法处理。

（2）CIN2：进展为 CIN3 或宫颈浸润癌的概率比 CIN1 高，约 25%，故推荐进行治疗，并通过病理排除高级别病变，一般采用物理治疗或宫颈 LEEP 术切除病灶。

（3）CIN3：推荐进行治疗，CIN3 中有 45% 发展成为宫颈原位癌 CIS 或者合并存在，故应进行宫颈锥形切除手术，并可除外宫颈浸润癌。宫颈锥切术包括冷刀锥切或 LEEP 术，术后密切随访。不采用子宫全切术作为初始治疗，如锥切术后病理已排除宫颈浸润癌，如无生育要求，可行子宫全切术。

宫颈上皮内癌变不同级别有不同治疗原则，CIN处置应做到个体化，综合考虑疾病情况（CIN级别、部位、范围、HPV DNA检测）、患者情况（年龄、婚育状况、随访条件）及技术因素。

（樊庆泊）

盆腔炎

13. 每个月**不来月经**的时候也会**肚子痛**怎么办

有些女性在非经期会出现持续或间断下腹痛，有些女性同时伴有经期腹痛，有些女性月经期痛经不明显；有些人的非经期腹痛也有一些时间上的规律，有些则没有明显的规律。但长期反复的疼痛会导致女性心理、生活工作、社交各个方面的一系列影响，那么这些疼痛到底是因为什么病导致的呢？

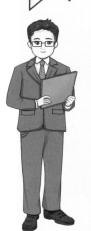

慢性盆腔痛的可能病因有多种，可源自盆腔内任何器官系统的病变或功能障碍。并且，无论是否有可识别的解剖学病变，慢性盆腔痛也可以是一种中枢性疼痛综合征。

女性出现慢性盆腔痛有可能患上哪些妇科疾病呢？

主要包括子宫内膜异位症、盆腔炎性疾病、子宫腺肌病、子宫肌瘤、粘连和盆腔静脉瘀血等。其他不太常见的病因还包括卵巢残余物综合征、残留卵巢综合征和妇科恶性肿瘤等。

（1）子宫内膜异位症：子宫内膜异位症是导致慢性盆腔痛的最常见妇科原因，71%~87% 的子宫内膜

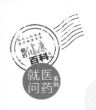

异位症患者有慢性盆腔痛，子宫内膜异位症也是妇科腹腔镜评估慢性盆腔痛的病因时最常做出的诊断，在因慢性盆腔痛进行手术的患者中，20%~80% 诊断为子宫内膜异位症。

（2）子宫腺肌病：一些研究表明子宫腺肌病与异常出血和慢性盆腔痛有关，但也常常在无症状患者中发现子宫腺肌病。

（3）粘连：盆腔粘连可以因为妇科盆腔炎性疾病、子宫内膜异位症或盆腔手术后引起，粘连所引起的盆腔痛约占慢性盆腔痛的 1/3。粘连松解术可以使 60%~90% 因粘连而导致的慢性盆腔痛得以缓解，但不能彻底治愈盆腔疼痛，可能是因为术后盆腔、腹腔内新的粘连病灶的形成。

（4）盆腔静脉瘀血：多见于育龄妇女，具有如下特征性症状：盆腔痛、盆腔压迫感、深部性交痛、性交后疼痛及久站后疼痛加剧，并且影像学检查可发现盆腔静脉曲张（子宫静脉和卵巢静脉扩张）、血流减慢。

（5）子宫肌瘤：慢性疼痛并非子宫肌瘤患者的最常见症状，也可发生于子宫肌瘤为 $2cm^3$ 左右的患者，子宫肌瘤患者的慢性盆腔痛发生率接近 15%。

还有一些患者，除慢性疼痛外，不能确立其他疾病的诊断，通常将这种情况归类为慢性盆腔疼痛综合征，可能是由中枢敏化导致。此疾病的特征一般是多灶性疼痛和同时发生躯体化症状，例如乏力、记忆困难和睡眠不佳，几乎发生于每种慢性疼痛性疾病患者。

值得注意的是，慢性盆腔痛是多种潜在病因的最终症状，一名患者可能同时发生子宫内膜异位症、间质性膀胱炎及肌痉挛相关的盆底疼痛。慢性盆腔疼痛患者患有 1 种以上疾病的比仅有 1 种疾病的情况更常见，也比仅有 1 种疾病时的疼痛程度更高，但疼痛的严重程度不一定符合疾病的病变程度或数量。评估慢性盆腔疼痛的病因可能需要很多时间，且许多病因为慢性问题，不一定能治愈，因此需要患者配合医师进行充分评估诊断和长期的疼痛管理。

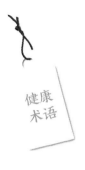

健康
术语

慢性盆腔痛：慢性盆腔痛（chronic pelvic pain，CPP）的定义目前尚无共识，一般指由各种功能性和 / 或器质性原因引起的表现为盆腔及其周围组织的非周期性疼痛的一组疾病或综合征。时间至少持续 3~6 个月，严重至足以导致功能丧失或需要治疗，且与妊娠无关。

（王　姝）

14. 出现反复的**慢性下腹痛**就是患上**盆腔炎**吗

在门诊中经常有女性朋友反馈自己常年小腹疼痛、不舒服，经医生诊断为盆腔炎，可是打了很多针，却总是时好时坏，病情反反复

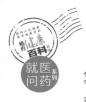

复，对其工作、生活都产生很大影响。那么，出现反复的慢性下腹痛就一定是患上盆腔炎吗？

专家说

关键词

盆腔痛　盆腔炎

下腹痛是盆腔炎最常见的症状，其他的常见症状为阴道分泌物增多、异常子宫出血和发热。若病情严重者可出现寒战、高热、头痛及食欲缺乏。若有腹膜炎，则可出现消化系统症状如恶心、呕吐、腹胀及腹泻等。若有脓肿形成，可出现下腹包块及局部压迫刺激症状；包块位于子宫前方可出现膀胱刺激症状，如排尿困难、尿频，若引起膀胱肌炎还可有尿痛等；包块位于子宫后方可有直肠刺激症状；若在腹膜外可致腹泻、里急后重感和排便困难。

除盆腔炎外，下述疾病亦会使患者出现反复的慢性下腹痛。

（1）阑尾炎：急性阑尾炎的典型腹痛多初发于脐周围，然后逐渐转移并固定于右下腹，体检时常有位于右下腹的麦氏点处的压痛，常有胃肠道症状，如恶心、呕吐、腹泻等，并有体温及白细胞增高。有时阑尾炎的症状不是特别典型，仅表现为右下腹的疼痛，再加上盆腔炎也有可能出现发热、腹泻等症状，因此有可能会被误诊为输卵管卵巢炎。

（2）卵巢囊肿蒂扭转或破裂：卵巢囊肿蒂扭转或破裂时可引起突发剧烈下腹痛伴恶心，甚至呕吐，扭转后或破裂后囊腔内常有出血或伴感染，则可有发热，如果之前不知道自己有卵巢囊肿的女性，根据症状很容易被误诊为是急性盆腔炎，以致耽误手术治疗的时机。此时需要妇科医师仔细询问病史及进行妇科检查，并借助盆腔 B 超明确诊断。

（3）异位妊娠破裂：异位妊娠破裂时可发生急性下腹痛，并可能有低热、阴道流血，查体时会有宫颈举痛，因此很容易被误诊为盆腔炎，从而耽误治疗时机，异位妊娠破裂有腹腔内出血时甚至有失血性休克的风险。但异位妊娠（即宫外孕）的重要特征是患者有停经史，检测尿 HCG 呈阳性，而急性盆腔炎则无此表现。

（4）子宫内膜异位症：子宫内膜异位症的盆腔疼痛常常为慢性疼痛或周期性疼痛，有的子宫内膜异位症患者在经期有剧烈的下腹痛，很可能会被误诊为急性盆腔炎，从而不能得到正确的治疗。此时需要进行妇科查体，子宫内膜异位症可能有子宫增大、盆腔结节状包块，而盆腔炎多无此表现，可通过 B 超或腹腔镜检查作出鉴别诊断。

（5）肠易激综合征：肠易激综合征是一种以腹痛或腹部不适伴排便习惯改变为特征的常见功能性肠病，可有全腹疼痛、腹泻、便秘等症状，在急性发作时，肠易激综合征容易与有下腹部疼痛及腹泻症状的盆腔炎相混淆，需要通过仔细询问病史及妇科检查进行鉴别。

由此可见，盆腔炎的表现因为感染的病原体、病情严重程度、累及的盆腔器官不同而有很大变化，不仅有常见的下腹痛、阴道分泌物增加等症状，还可能有泌尿、消化系统的症状，所以临床上很有可能把盆腔炎误认为是其他有相似症状的疾病，或是把其他有相似症状的疾病误认为是"盆腔炎"，从而导致误诊误治。

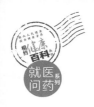

 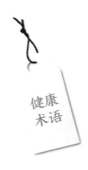
健康术语

盆腔炎：指女性上生殖道结构的急性感染，可累及子宫、输卵管和卵巢中的任意一处或所有部位，常伴有邻近盆腔器官受累，盆腔炎可导致子宫内膜炎、输卵管炎、卵巢炎、腹膜炎、肝周围炎和／或输卵管卵巢脓肿等疾病。

（王　姝）

15. 女性小腹疼痛一定是患上 "妇科病" 吗

小腹疼痛是女性来门诊就诊的主要原因之一，那么是不是一定是妇科疾病引起来的呢？我们来看一下导致小腹疼痛除了妇科病还可能是哪些疾病，毕竟找到了真正导致疼痛的原因，才有可能选取有效的治疗方案。

 专家说

慢性盆腔痛一般指由各种功能性和／或器质性原因引起的表现为盆腔及其周围组织的非周期性疼痛的一组疾病或综合征。时间至少持续 3~6 个月，严重至足以导致功能丧失或需要治疗，且与妊娠无关。慢性盆腔痛的可能病因有多种，可源自盆腔内任何器官系

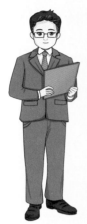

统的病变或功能障碍。并且，无论是否有可识别的解剖学病变，慢性盆腔痛也可以是一种中枢性疼痛综合征。除了妇科疾病以外，最常见的是间质性膀胱炎、肠易激综合征、盆底肌筋膜综合征和抑郁，上述情况占 CPP 患者的 20%~60%。

（1）肠易激综合征（irritable bowel syndrome，IBS）：IBS 是一种胃肠道疼痛综合征，以与肠功能改变有关的慢性或间断性腹痛为特征，无任何器质性病变。一般人群中，约 10% 存在符合 IBS 的症状；诊断为 IBS 的女性是男性的 2 倍以上。IBS 很可能是初级保健人群慢性盆腔痛的最常见病因，最高占这些女性的 35%。然而，在很多慢性盆腔痛合并 IBS 的女性中，IBS 未被诊断或治疗。值得注意的是，子宫内膜异位症合并慢性盆腔痛患者的 IBS 患病率较高。然而，子宫内膜异位症的严重程度与 IBS 症状无关，例如肠道疼痛或肠道不适（即便秘或腹泻）。

（2）间质性膀胱炎：是一种发病率高、易被误诊、影响患者生活质量的常见疾病。其引起的盆腔疼痛症状主要表现为下腹痛、下腰背痛、排尿疼痛和排尿异常。一项研究发现在患有慢性盆腔痛的 64 例患者中，44 例患者通过膀胱内钾敏感试验被证实患有因膀胱上皮功能障碍引起的膀胱源性慢性盆腔痛。若患者存在慢性膀胱疼痛、尿急和尿频，须排除其他疾病，则诊断为间质性膀胱炎，其是慢性盆腔痛的常见病因。

（3）骨盆肌筋膜疼痛综合征：可源自腹壁、盆底和 / 或腰部的肌肉、筋膜或关节功能障碍、痉挛和 / 或高敏感性，是慢性

盆腔痛患者极为常见但认识不足的疼痛来源。触发点是肌筋膜疼痛部位，是可以触及的结节，强力触诊时可引起明显疼痛。肌筋膜疼痛可能出现在损伤后（直接的肌肉损伤或过度使用性劳损），也可能与脊柱侧凸或其他姿势、关节异常有关。虽然病因包括任何炎症疼痛性疾病、分娩、骨盆手术和创伤，但许多骨盆肌筋膜疼痛综合征患者没有可识别的危险因素或盆底肌功能障碍病因。尾骨痛、盆底张力性肌痛或骨盆肌筋膜痛似乎是骨盆肌筋膜疼痛综合征的特定类型，由盆底肌（如梨状肌、肛提肌、髂腰肌和闭孔内肌）不自主收缩和缩短导致。盆腔痛可因体力活动而加剧，常常到白天结束时加重，症状常在气温升高和躺下屈髋时缓解。有证据表明，慢性盆腔痛患者的盆底肌疼痛阈值降低。

（4）心理社会因素：心理社会因素也可能会影响女性出现慢性盆腔痛，常见的包括阿片类物质依赖、身体和性虐待经历，以及抑郁和其他心境障碍。值得注意的是，虽然这些问题可能并非慢性盆腔痛的初始或潜在病因，但应进行相应治疗以改善生存质量。阿片类物质依赖患者可能主诉慢性盆腔痛，长期或持续使用阿片类药物的患者可发生阿片类诱发的痛觉过敏，并伴阿片类的镇痛效果减弱。慢性疼痛（包括慢性盆腔痛）的患者之前遭受过身体或性虐待的发生率似乎较高：高达 47% 的慢性盆腔痛患者报告有身体和性虐待史。抑郁在一般人群中较普遍，似乎更常见于慢性疼痛（包括慢性盆腔痛）患者。抑郁与慢性疼痛之间的关系错综复杂，大多数研究提示，心境障碍可由慢性疼痛导致。慢性盆腔痛患者可能存在睡眠障碍，可与患者的疼痛和/或抑郁互为因果关系。

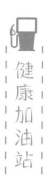

慢性盆腔痛最常见的非妇科病因是间质性膀胱炎、肠易激综合征、盆底肌筋膜综合征和抑郁，上述情况占 CPP 患者的 20%~60%。

（王　姝）

16. **盆腔痛**妇科治疗效果 欠佳怎么办

盆腔痛是女性常见的症状，当针对妇科病的用药效果不尽如人意时，还有什么方法能帮助患者缓解疼痛、提高生活质量呢？

很多女性可能在盆腔炎急性发作时会通过使用"消炎药"（也就是抗菌药物）缓解了症状，之后却出现了长期慢性的下腹痛，那么除了针对疼痛使用消炎药治疗，还有哪些方法能够治疗盆腔炎导致的慢性盆腔痛呢？

与治疗急性盆腔疼痛的目标不同，治疗慢性盆腔疼痛的重点是处理疼痛而不是治愈疼痛，其治疗目标在于尽可能缓解疼痛，主要方法包括药物治疗和心理治疗。

慢性盆腔痛的治疗药物主要为镇痛药物，包括外周止痛药物和中枢性镇痛药，前者如阿司匹林、非甾体抗炎药和对乙酰氨基酚，后者如阿片类药物。大量证据表明，这些镇痛药对于缓解多种类型疼痛有效，由于慢性盆腔痛的治疗是一个长期的过程，因此在使用这些外周止痛药时，需要注意药物的不良反应。

复方短效口服避孕药，对于缓解盆腔炎带来的盆腔疼痛也是推荐尝试的方案之一。理论上讲，复方短效口服避孕药可能减少排卵产生卵泡液对盆腔腹膜的刺激、避免盆腔内继续形成包裹性积液、减低盆腔内的炎症反应及组织充血情况。因此，对于止痛药效果不好，或者不适合、不愿意服用止痛药的育龄女性，在没有用药禁忌的情况下，也推荐试用复方短效口服避孕药来缓解慢性盆腔疼痛。

除此之外，还可适当使用一些辅助药物帮助治疗。例如，三环类抗抑郁药可以增强慢性盆腔痛患者对疼痛的耐受性，提高患者睡眠质量，减轻部分患者的抑郁症状，使疼痛强度减弱、持续时间缩短，有慢性盆腔痛患者应用有效的报道。加巴喷丁、拉莫三嗪、卡马西平等主要用于神经痛的抗惊厥药物也可用于治疗慢性盆腔痛。

对于一些上述药物效果欠佳的患者，也可以考虑与中药、理疗联合或交替应用，但因为效果在个体之间差异较大且目前没有明确的科学证据支持，因此不作为推荐的首选方案。

心理因素和社会因素对慢性盆腔痛患者的影响也不容忽视。部分慢性盆腔痛患者接受了不同程度和范围的长期治疗，未取得预期效果，这使患者坚信慢性盆腔痛是躯体性疾病而否认社会及心理因素的影响，更容易造成疼痛的慢性化。因此，患者需要了解疼痛原因的复杂性，生理和心理的因素对疼痛都有重要的影响，慢性盆腔痛患者应认真参与并了解治疗的全过程，学会使用各种方法放松和分散注意力，让自己从消极的情绪中解脱出来。对怀疑有较严重的心理疾病的慢性盆腔痛患者，建议接受心理医师的咨询，并按照严格的心理治疗模式进行治疗。

总之，治疗慢性盆腔疼痛的理念是处理疼痛而不是治愈疼痛，其治疗目标在于尽可能缓解疼痛，治疗方法除了针对病因进行的消炎药治疗，还包括以镇痛药为主的药物治疗和适当的心理放松治疗。

（王　姝）

17. **盆腔炎**反复发作怎么办

为什么有些盆腔炎患者在初次治疗症状缓解后，会反复发作，如何避免这种因长期反复、迁延不愈的炎症导致的疼痛呢？

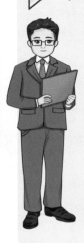

有盆腔炎病史的女性复发风险较高，并且盆腔炎复发使不孕的风险升高至近 2 倍，使慢性盆腔痛的风险升高至 4 倍以上。一项主要纳入有轻度至中度盆腔炎的低收入非洲裔美国女性的研究发现，有 15% 的患者报告在 35 个月内出现复发，21% 的患者报告在 84 个月内复发。分析结果还显示，青少年复发风险比成年女性高 50%。

如果治疗不彻底或者预防措施不到位，很容易出现反复发作的情况。导致盆腔炎反复发作，可能包括以下因素。

（1）抗生素使用不当：盆腔炎通常需要使用抗生素进行治疗，但是如果使用抗生素的种类、剂量、用药时间等不当，就会导致细菌产生耐药性，从而使盆腔炎反复发作。

（2）免疫力低下：免疫力低下的人容易感染各种病菌，包括引起盆腔炎的细菌。因此，保持良好的生活习惯和饮食习惯，增强身体免疫力，可以有效预防盆腔炎的反复发作。

（3）遗留炎症：如果盆腔炎没有得到彻底的治疗，残留的炎症会继续刺激生殖器官，导致盆腔炎反复发作。

（4）性生活不卫生：性生活不卫生也是导致盆腔炎反复发作的原因之一。建议在性生活中使用安全套，避免病原菌反复感染。

（5）其他疾病的影响：有些慢性疾病如糖尿病、肾病等也会影响身体免疫力，从而增加盆腔炎反复发作的风险。

总之，预防盆腔炎反复发作的关键在于彻底治疗和避免上述导致盆腔炎反复发作的因素。如果出现盆腔炎反复发作的情况，应及时就医并接受专业治疗。

健康加油站

有盆腔炎病史的女性复发风险较高，并且盆腔炎复发会使不孕的风险升高至近 2 倍，使慢性盆腔痛的风险升高至 4 倍以上。

（王　姝）

18. 未婚女性患盆腔炎怎么办

女性的子宫、卵巢、输卵管位于盆腔，当它发生炎症时往往会波及周围的组织及盆腔腹膜，引起这些部位的炎症，所以医学上将上述部位的炎症统统称为盆腔炎。

正常情况下，女性生殖系统有一套自然的防御体系，它们能够充分抵御细菌病毒的侵袭，所以我们不会轻易患上盆腔炎。只有当机体的抵抗能力下降，或由于其他原因使女性的自然防御机能遭到破坏时，才会导致盆腔炎症的发生。

一般而言，未婚女子不易患内生殖器炎症，但这也不是绝对的。因为致病菌除了可以通过性交、妇科手术进入生殖器外，还可通过其他方式侵犯生殖器，常见有以下几种。

（1）不良生活习惯：如经期盆浴是常见的诱因。因为月经期抵抗力下降，下身泡在水中，水中的致病菌可经阴道上行进入内生殖器引起炎症。

（2）不洁的自慰：手指或器械表面都沾有致病菌，甚至可能有淋菌、支原体等性病病原体。当用这些不洁物按摩阴蒂或插入阴道时，就有可能将病菌带入生殖道内，导致炎症。

（3）其他疾病：最常见的是阑尾炎。若阑尾炎就诊延迟，阑尾化脓，炎性渗出物即可流入盆腔，引起输卵管炎。患急性肠炎，肠道内的病菌可经血管、淋巴管传播至生殖器，引起生殖器炎症。

盆腔炎分急性和慢性两种。

得了急性盆腔炎应卧床休息，最好取半卧体位，这样有利于脓液积聚在一起而使炎症得到控制。还应给予充足的营养及水分，食用易消化食物，疼痛严重时可使用止痛药，出现高热可用物理降温法。根据感染细菌的类型使用敏感抗菌药物，如青霉素、头孢菌素、甲硝唑等。抗菌应使用广谱有效、足量药物，症状消失后应巩固用药，以防止形成慢性盆腔炎。

对慢性盆腔炎的治疗比较麻烦，患者首先要注意增加营养，锻炼身体，注意劳逸结合，提高抵抗力，往往可以逐渐缓解症状。治疗上一般采用中成药、物理疗法，以改善局部组织症状，促进盆腔血液循环，改善组织营养状态，提高新陈代谢以利炎症吸收和消退。各种抗菌药物应根据细菌的敏感试验来选用。有明显肿块者可行手术切除。若有宫内避孕器应取出，治愈后再放入。

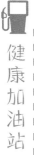

健康加油站

引起盆腔炎的因素有哪些呢？

首先是由于子宫的创伤、身体的机体抵抗力下降或手术消毒不严，使细菌通过破损部位进入子宫、卵巢和输卵管，引起了这些部位的炎症。经期不注意卫生或经期性生活等，导致各种病原体感染，经阴道上行到子宫腔、输卵管等生殖器官。放置宫内节育器、宫颈扩张术及刮宫术都会使局部炎症的机会增加。由于子宫和输卵管与腹腔相通，女性生殖器通过血液和淋巴管又与腹腔相联系，所以生殖器官的炎症会引起其周围的盆腔组织发炎，反之盆腔的感染也会引起生殖器官的炎症。因此，盆腔炎很少局限于一个部位，而是几个部位同时发病。

（樊庆泊）

四

痛经与子宫内膜异位症

19. **青春期**女孩出现 **痛经**怎么办

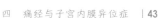

青春期女孩儿发生痛经的比例高达 60%~90%，严重的会影响日常生活和学习，以及性格、心理发育和正常的社会交往。那么，从医学的角度，这种情况需不需要专业的医疗干预，还是按老话所说"等长大结婚生孩子就自己好了"呢？

专家说

痛经是女性最常见的妇科症状。对于大多数痛经的青春期女性来说，可以通过以下方法缓解症状。

（1）热敷：可以用热水袋或热毛巾等进行热敷，可以缓解子宫收缩和疼痛。

（2）运动：适量的运动可以促进血液循环和代谢，缓解痛经症状。可以选择散步、瑜伽等轻度运动。

（3）饮食调理：避免食用辛辣、油腻、刺激性食物，多食用富含维生素和矿物质的食物，如水果、蔬菜、全谷类食品等。

（4）心理调节：保持良好的心态，避免过度紧张和压力，可以缓解痛经症状。

（5）药物治疗：如果痛经症状较严重，可以考虑使用一些非处方药物，如布洛芬、阿司匹林等缓解疼

痛。单纯使用非甾体抗炎药止痛效果欠佳时，还可以换用或联合使用复方短效避孕药，但是需要在医生指导下使用，避免不当使用导致不良反应。

（6）中药调理：可以选择一些中药调理，如熟地、当归、川芎等具有补血、调经、活血的中药。

如果为继发性痛经，则需要专业治疗相应的原发疾病，如子宫内膜异位症、子宫腺肌病等。

如果痛经症状严重或持续时间较长，建议及时就医并接受专业治疗；大多数青春期女孩儿的痛经为原发性痛经，并不伴有器质性疾病，但原发性痛经后续可能是未来成年后发生子宫内膜异位症、子宫腺肌病等的前驱症状和高危因素。同时，严重的痛经还需要排查生殖道畸形的可能性。

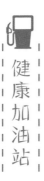

人口调查显示，尽管不同地理位置的患病率差异很大，但痛经的主诉在不同人群中普遍存在，其中30%~50% 的妇女出现中度或重度症状。症状通常与从其在学习、工作和进行其他活动中损失的时间有关。尽管痛经的频率和严重程度不同，但大多数妇女并不寻求治疗。痛经人群中年龄与月经痛呈负相关，青少年的症状更为明显。

（王　姝）

20. 痛经严重时出现呕吐怎么办

有些女性痛经症状严重的那几天，会伴有恶心、呕吐、腹泻等症状，这是为什么呢？

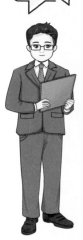

痛经严重时会伴随出现呕吐的情况，这是由于子宫收缩和疼痛刺激导致神经末梢异常兴奋，从而引起胃肠道的不适和恶心、呕吐等症状。此外，痛经时身体分泌的前列腺素也会刺激胃肠道，导致胃肠道痉挛和恶心、呕吐等症状。如果痛经症状严重并伴随呕吐等情况，建议及时就医并接受专业治疗。

有些女性在痛经期间会出现情绪波动、焦虑、紧张等情况，这些情绪因素也可能会导致胃肠道不适和恶心、呕吐等症状。

（王　姝）

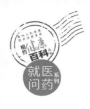

21. 结婚生孩子以后痛经
就会**缓解**吗

按老话说，年轻女孩儿痛经很正常，不用治，"结婚生孩子以后痛经自然就好了"，是这样吗？

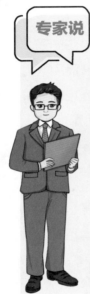

专家说

结婚生孩子后，痛经并不一定会自然好转。有些女性在怀孕和分娩后可以暂时缓解痛经症状，但有些人在产后恢复月经后的一段时间后痛经会复发甚至逐渐加重。有一部分原发性痛经的患者随着年龄的增加，痛经也会逐步自然缓解。此外，继发性痛经的症状和程度与导致痛经的原发疾病有关，与是否结婚生孩子并没有必然联系。有些女性即使没有结婚生孩子，也会有严重的痛经症状。例如，子宫内膜异位症、子宫腺肌病患者，大多数痛经会进展到25岁以后，腺肌症患者产后痛经加重的情况就更常见了。因此，如果女性在婚后仍然有痛经症状，建议及时就医并接受专业治疗。痛经可能是某些妇科疾病的表现，需要进行相关检查和治疗。同时，也可以通过辅助调整生活习惯、饮食营养、运动等方式帮助缓解痛经症状。

特别需要提出的是，对于青少年痛经相关的子宫内膜异位症是一种慢性疾病，有潜在进展的可能。治疗的目标包括缓解症状、控制疾病进展和保护未来生育能力。因此，应该及早积极正规治疗，降低未来对女孩儿生育和健康的影响，而不应该消极等待"结婚、生孩子"后"自然就好了"。当然，治疗必须是个体化的，医生应该考虑患者的意愿，避孕的需要、激素使用禁忌，潜在疾病以及治疗方案带来的不良影响，青少年和她的家庭对治疗方案的倾向和选择。

（王　姝）

22. 生完孩子后**痛经**没有减轻反而**加重了**怎么办

老话讲，"痛经不是病，生个孩子就好了"。但为什么有些女性生完孩子以后痛经没有减轻，反而症状越来越重呢？

痛经从医学角度分两种，原发性痛经和继发性痛经。原发性痛经是指在没有生殖器官病变的情况下出现的痛经。原发性痛经具有以下几个特点。

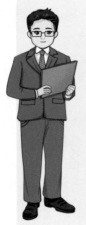

　　（1）年龄特点：原发性痛经通常在青春期月经开始后的 1~2 年内出现，随着年龄的增长，痛经症状可能逐渐减轻。

　　（2）疼痛特点：原发性痛经的疼痛通常为阵发性、痉挛性疼痛，多位于下腹部，可放射至腰骶部、大腿内侧等处。疼痛多在月经前 1~2 天开始，持续 1~2 天，随着月经的进行逐渐减轻。

　　（3）伴随症状：原发性痛经可能伴有恶心、呕吐、腹泻、头痛、乏力等全身症状，以及乳房胀痛、情绪波动等局部症状。

　　（4）无器质性病变：原发性痛经的病因尚不明确，但与生殖器官无明显病变有关。通过妇科检查、超声等检查方法，通常无法发现明显的病理改变。

　　（5）治疗：原发性痛经对非处方药物如非甾体抗炎药（nonsteroidal antiinflammatory drugs，NSAIDs）或复方短效避孕药等应用一般即可获得较好效果，大多数女性可以有效缓解疼痛症状。

　　而继发性痛经是由盆腔器质性疾病引起的一种痛经。可能由多种疾病引起。建议及时就医检查，以便找到病因并进行针对性治疗。继发性痛经具有以下几个特点。

　　（1）年龄特点：继发性痛经通常在成年后出现，尤其是在生育后或者更年期前。

（2）疼痛特点：继发性痛经的疼痛通常为持续性、钝痛或隐痛，多位于下腹部，可放射至腰骶部、大腿内侧等处。疼痛可能在月经期间加重，但在非月经期间也可能持续存在。

（3）伴随症状：继发性痛经可能伴有月经不规律、月经量异常、性交疼痛、排尿排便困难等局部症状，以及乏力、贫血等全身症状。

（4）有器质性病变：继发性痛经的病因与生殖器官病变有关，如子宫内膜异位症、子宫腺肌病、子宫肌瘤、盆腔炎等。明显的病理改变可通过妇科检查、超声等检查方法发现。

（5）治疗：继发性痛经对非处方药物如非甾体抗炎药等止痛药物反应较差，需要针对病因进行治疗，如激素、手术或联合治疗等。

总之，生孩子之后出现痛经加重的情况，如未及时就医检查，可能会严重影响日常生活质量及身体健康，并会延误病情。

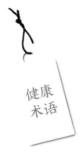

健康术语

继发性痛经：有明确的生殖器官病变，疼痛多为持续性、钝痛或隐痛，伴有局部和全身症状，对止痛药物反应较差，而且随着年龄的增加，以及在分娩、流产后逐渐加重。

（王　姝）

23. 年轻女性出现

卵巢囊肿怎么办

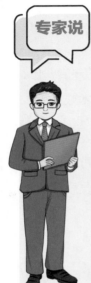

　　年轻女性查体时发现卵巢囊肿是门诊就诊的主要原因之一。那么，为什么年轻女性容易出现卵巢囊肿，又该如何应对呢？

专家说

　　年轻女性容易出现卵巢囊肿的原因有以下几点。

　　（1）卵巢生理性囊肿：如卵泡囊肿或黄体囊肿，一般可自然消退。

　　（2）内分泌失调：年轻女性的内分泌系统尚未完全成熟，激素水平波动较大。内分泌失调可能导致卵泡发育异常，从而引发卵巢囊肿。

　　（3）子宫内膜异位：育龄期女性，尤其是未生育的女性，子宫内膜异位是一种常见的良性妇科疾病，可能引起卵巢巧克力囊肿，需要及时正规药物或手术治疗。

　　（4）生活习惯：年轻女性可能生活习惯不良，如饮食不规律、缺乏锻炼、熬夜等，这些不良习惯可能导致内分泌失调，从而引发卵巢囊肿。

　　（5）精神因素：年轻女性可能面临学业、工作、家庭等多方面的压力，导致精神压力较大。精神因素可能影响内分泌系统，导致内分泌失调和卵巢囊肿。

（6）其他卵巢病理性囊肿：大多数为良性，需要根据具体情况定时复查或及时手术治疗。

总之，年轻女性容易出现卵巢囊肿的原因多种多样，如果出现卵巢病理性囊肿，应及时就医检查，以便找到病因并进行针对性治疗。

（王　姝）

24. 年轻女性出现严重痛经为什么需要进行盆腔超声检查

年轻女孩如果出现严重痛经，一定不要自己忍一忍、熬一熬，或者自己买点止痛药吃就行了，要及时到医院正规诊治，其中大多数人需要先进行盆腔超声检查，这是为什么呢？

痛经 盆腔超声

 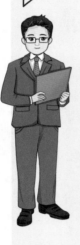

年轻女孩严重痛经需要做盆腔超声的原因有以下几点。

（1）排除器质性病变：盆腔超声可以检查子宫、卵巢等盆腔器官的结构和功能，帮助医生排除子宫内膜异位症、子宫肌瘤、子宫腺肌病、卵巢囊肿等器质性疾病，从而确诊痛经的原因。

（2）评估生殖系统发育情况：盆腔超声可以评估年轻女孩的生殖系统发育情况（如子宫大小、卵巢功能等），有助于了解痛经与生殖系统发育的关系，及时发现生殖道先天发育异常。

（3）观察月经周期变化：通过盆腔超声检查，可以观察年轻女孩在不同月经周期阶段的子宫内膜厚度、卵泡发育情况等，有助于了解痛经与月经周期的关系。

（4）指导治疗方案：盆腔超声检查结果可以帮助医生制定针对性的治疗方案，如激素药物治疗、手术治疗等，以缓解年轻女孩的痛经症状。

年轻女孩严重痛经需要做盆腔超声，以便及时发现并排除器质性病变，评估生殖系统发育情况，观察月经周期变化，并指导治疗方案。

（王　姝）

25. 患**子宫内膜异位症**怎么办

关键词

子宫内膜异位症 治疗

子宫内膜异位症是最常见的育龄期女性良性疾病之一，可导致疼痛、包块及不孕等健康问题。那么，如何治疗子宫内膜异位症呢？

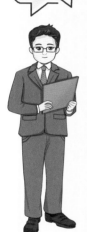

专家说

子宫内膜异位症的治疗方法有以下几种。

（1）激素治疗：通过使用激素药物，如口服避孕药、孕激素类药物、促性腺激素释放激素类似物（GnRH-a）等，来调节患者的内分泌水平，抑制子宫内膜异位症的生长和发展。激素治疗可以缓解和控制子宫内膜异位症引起的症状，但绝经前，疾病都有进展或复发的可能，需要长期管理。

（2）手术治疗：对于严重影响生活质量的子宫内膜异位症患者，可以考虑手术治疗。手术方法包括腹腔镜下子宫内膜异位症病灶切除术、腹腔镜下子宫全切术、腹腔镜下子宫全切术及一侧或双侧附件切除术等。根治性的手术治疗可以根治子宫内膜异位症，但需要结合患者的生育要求进行。术后仍有复发的可能，因此需要联合围手术期的药物治疗，进行综合的长期管理。

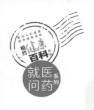

（3）对症治疗：针对子宫内膜异位症引起的痛经、月经不规律等症状，可以使用非处方药物如非甾体抗炎药等进行对症治疗。

（4）辅助生育：对于因子宫内膜异位症导致不孕的患者，可以考虑采用辅助生殖技术，如通过试管婴儿（IVF）等方法来实现生育。同时生育本身也是对子宫内膜异位症的治疗。

（5）生活方式调整：保持良好的生活习惯，如规律作息、饮食均衡、适当锻炼等，有助于缓解子宫内膜异位症的症状。

需要注意的是，治疗子宫内膜异位症需要根据患者的病情、年龄、生育计划等具体情况制定个性化的综合治疗和长期管理方案，需要在专业医生的指导下进行。

（王　姝）

五

子宫肌瘤

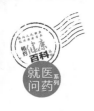

26. 如何诊断**子宫肌瘤**

关键词 @

子宫肌瘤 诊断

医生诊断子宫肌瘤，一方面要根据临床症状如月经量增多，继发性贫血，出现压迫症状如尿频、便秘等，在临床查体时可表现为子宫增大，呈球形或不规则，或与子宫相连的肿块；临床症状与体征与肌瘤大小、部位及数目有关。

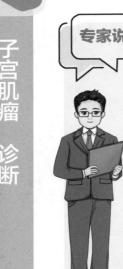

专家说

O 型有蒂黏膜下肌瘤可从子宫颈口脱出至阴道。浆膜下肌瘤查体容易误诊为卵巢实性肿物。另外，子宫肌瘤的影像学诊断方法主要包括超声、磁共振成像检查，以及计算机体层成像检查。腹部及阴道超声和 MRI 的影像学特征在子宫平滑肌瘤患者的处理上具有重要价值，对于计划施行肌瘤切除术的患者尤为重要。

（1）超声检查：是医生诊断子宫肌瘤的常用方法，具有较高的敏感性和特异性；是筛选及盆腔情况初步评估的首选方法。大部分病例只需超声影像检查即可，但对于多发性小肌瘤（如直径为 0.5cm 以下）的准确定位及计数还存在一定的误差。经阴道超声检查最常用；但对超出盆腔的肿物、肥胖及无性生活女性适用传统的经腹壁超声。超声检查对 20% 的病例可以给出明确的诊断，59% 的病例不能提供确切的诊断信息。因此，超声诊断只能给医生和患者提供临床诊断的信息、不能确诊，尤其是患者关心的是不是恶性的问题。

（2）磁共振成像（MRI）：MRI 检查能发现直径为 0.3cm 的肌瘤，对于肌瘤的大小、数量及位置能准确辨别，是超声检查的重要补充手段；但费用高，如果有宫内节育器时会影响诊断。MRI 对于所有的病例都可明确定位。部分黏膜下子宫肌瘤或经 MRI 检出得以宫腔镜手术从而避免开腹手术，部分患者可通过 MRI 检查区分子宫平滑肌瘤与附件肿瘤而避免不必要的腹腔镜及剖腹探察。MRI 可区分子宫平滑肌瘤、局限性及子宫肌腺症和播散性平滑肌瘤。MRI 检查是发现平滑肌瘤及定位的最准确影像学手段。MRI 还可判断细胞成分含量、变性、坏死以及钙化，对于肉瘤变也能初步诊断，但是也不能明确回答患者关心的是不是恶性的问题。MRI 是术前肌瘤定位及术者决定肌瘤切除方案时最有价值的辅助检查手段。

（3）计算机体层成像（computed tomograph，CT）：CT 对软组织的分辨能力相对较差，对肌瘤的大小、数目及部位特异性略差，一般不用于子宫肌瘤的常规检查，但能显示有无肿大的淋巴结及肿瘤转移等。

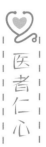

医者仁心

协和妇产科"男神"——郎景和

北京协和医院妇产科是中国妇产科学界的一面旗帜，在协和百年历史中培养了一批批医学泰斗级的专家如林巧稚、宋鸿钊等，而如今最被人们所熟知的便是郎景和院士。

郎景和，1940年4月出生于吉林，我国知名妇产科专家、中国工程院院士、北京协和医院妇产科主任医师、教授、博士生导师。迄今为止，他是中国院士体系中少有的一个只有科主任身份的院士，一辈子只出普通号的知名专家。如今已80多岁高龄的他，依旧坚持在北京协和医院每周四下午的妇产科普通门诊中出诊。

人们经常会看到有一群群的研究生跟着郎院士学习。在现实中的很多问题，除了专业领域外的问题，尤其是年轻医生们的职业困惑，都在郎景和院士的指导下迎刃解决。

郎景和院士常常跟学生们说："我喜欢开刀，我最喜欢穿着手术衣，在手术室里做手术。因为在手术室里，只有庄重和神圣，你会感到一种真正的神圣感。"直至今天，他的办公室墙上仍然挂着一副字，那是他的信念：外科解剖刀就是剑。他的谆谆教诲培养了一代代的妇产科医生。

郎大夫曾说过："如果病房里有病人，无论刮风下雨，无论深更半夜，就必须马上赶到，这就是医生。如果连这点责任心都没有，那这个人至少不适合当大夫。"

10余年前的凌晨2点，有一位术后患者在ICU抢救，患者生命危在旦夕，主管医生心情忐忑地拨通了郎院士的电话，70多岁高龄的郎院士二话不说，骑着自行车赶到医院，亲自指导抢救，上台手术，患者转危为安。抢救结束时天已蒙蒙亮，郎大夫带着疲惫的身体，回到办公室，继续第二天的工作。2022年4

月，年逾 82 岁的郎景和院士亲自带队成功完成了一例罕见的累及心脏的子宫静脉内平滑肌瘤病手术；2024年 4 月，84 岁高龄的郎院士再次操刀，带领协和专家团队成功完成目前全世界第一例妊娠合并累及心脏的子宫静脉内平滑肌瘤手术，成功保住了孕妇和胎儿的生命。

郎景和院士大医精诚的精神，激励着一代代年轻的医务工作者，遵循着协和"严谨，求精，勤奋，奉献"的院训，在院领导和科室领导的带领下，把协和妇产科建设成了国内一流，国际领先的科室。

郎景和院士的医者仁心和大医精诚的精神，永远是所有医务工作者学习的榜样。

（樊庆泊）

关键词

子宫肌瘤　治疗

27. **子宫肌瘤**的治疗方法 有哪些

专家说

子宫肌瘤一经诊断，可采用多种治疗方法。目前有人认为，虽然子宫肌瘤较大，如果没有症状，仍可采用期待处理，有研究发现，子宫肌瘤的生长存在很

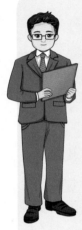

大的差异性并且可以自然退化。因此，对于无症状的子宫肌瘤患者可行观望态度，随诊过程中对肌瘤的大小，形状以及症状的改变制定详细记录，至少每年定期检测。

子宫肌瘤出现症状，治疗方法包括非手术治疗和手术治疗。

治疗子宫肌瘤的药物可以分为两大类：一类只能改善月经过多，不能缩小肌瘤体积，如口服避孕药、放置缓释孕激素的宫内节育器等；另一类既可改善贫血症状又能缩小肌瘤体积，如使用促性腺激素释放激素激动剂（GnRH-a）、选择性孕激素受体调节剂（SPRMs）等。

子宫肌瘤引起的急性出血可采用下列保守治疗方式止血如雌激素、选择性孕激素受体调节剂、抗纤溶药物、弗雷尿管压迫，和 / 或宫腔镜手术，有条件的医疗机构可采用子宫动脉栓塞法止血。

外科手术是主要的治疗手段，但是治疗的选择要根据患者年龄，生育要求是否保留子宫，避免扩大性处理。手术治疗方法包括子宫肌瘤剔除（宫腔镜、腹腔镜或开腹），子宫切除（经阴道、腹腔镜或开腹），子宫动脉栓塞，聚焦超声治疗及其他微无创手术和药物治疗。

目前，药物治疗子宫肌瘤疗效是有限的。由于雌激素在卵泡期可以上调雌激素与孕激素受体，黄体期孕激素可以促进有丝分裂，所有控制子宫出血的激素治疗目的都是调节这两种类固醇激素；作用于受体及基因水平的新型药物可能会提供更有效的治疗方案。针对子宫肌瘤引起的异常子宫出血，可采用左旋炔诺酮宫内释放系统、GnRH-a、SPRMs，口服避孕药、孕激素类药物（如达那唑）等方法处理；针对子宫肌瘤引起的压迫症状，可采用选择性孕激素受体调节剂，促性腺激素释放激素类似物等方法处理。GnRH-a 为经 FDA 批准用于治疗症状性子宫肌瘤的药物。研究显示，用药 3 个月后，子宫肌瘤体积可缩小 53%，但停药后肌瘤很快增长。同时，由于大多数患者会出现更年期症状，如潮热和萎缩性阴道炎，以及长期使用后骨矿物质密度（BMD）降低，限制了 GnRH-a 的长期应用。GnRH-a 常用于术前辅助治疗，改善贫血状态，缩小子宫肌瘤体积，以利于微创手术的进行。一种选择性孕激素受体调节剂，目前已被批准在欧洲和加拿大用于子宫肌瘤治疗。

（樊庆泊）

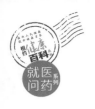

28. 为什么子宫肌瘤会对
育龄女性生育产生影响

子宫肌瘤是女性生殖系统中最常见的一种良性肿瘤。有 5%~10% 不孕女性合并子宫肌瘤，2%~5% 不孕女性的唯一原因可能是子宫肌瘤，故子宫肌瘤对育龄女性生育的影响越来越受到关注，是导致不孕的原因。

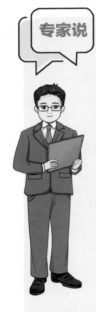

专家说

子宫肌瘤在早期可无明显症状。患者症状与肌瘤的部位、生长速度及肌瘤变性有密切关系。月经改变常见于 0~Ⅲ型，表现为月经增多、经期延长、淋漓出血及月经周期缩短，发生继发性贫血；也可出现阴道分泌物增多或阴道排液。肌瘤较大时可能扪及腹部包块。肌瘤较大时压迫膀胱、直肠或输尿管等出现相应的压迫症状。黏膜下肌瘤可引起痛经，浆膜下肌瘤蒂扭转可出现急腹痛，肌瘤红色变性时可出现腹痛伴发热。子宫肌瘤可影响宫腔形态、阻塞输卵管开口或压迫输卵管使之扭曲变形等均可能导致继发不孕。

哪些类型子宫肌瘤会影响生育呢？

一般认为浆膜下肌瘤对生育无明显影响，黏膜下肌瘤对生育有不利影响。一些研究发现，黏膜下肌瘤可明显降低接受辅助生殖技术患者的临床妊娠率、植入率及活产率并且增加流产率。过去认为不影响宫腔形态的肌壁间肌瘤对生育影响小，肌壁间肌瘤并不影响辅助生殖技术的妊娠率、植入率和活产率；近来一些研究发现，肌壁间肌瘤对生育的影响取决于对宫腔及内膜的影响，影响宫腔形态的肌壁间肌瘤会降低接受辅助生殖技术患者的临床妊娠率及活产率，并且增加流产率。然而亦有研究发现，不影响宫腔形态的肌壁间肌瘤也会降低 IVF 患者临床妊娠率和活产率。有研究显示，即使肌瘤不影响宫腔形态，如果肌瘤距内膜小于 5mm 也可影响辅助生殖技术的结局。有研究表明，接受体外受精（IVF）或卵泡浆内单精子注射（ICSI）治疗的患者，肌壁间肌瘤直径大于 2.85cm 活产率明显降低；累积的证据表明，子宫肌瘤直径大于 4cm 从辅助生殖角度似乎更有意义。

子宫肌瘤的大小和数目也对生育有不同程度的影响。不影响宫腔形态的肌瘤，数目超过 2 个及肌瘤直径大于 30mm 的患者活产率明显降低。

综上所述，子宫肌瘤会影响生育，浆膜下肌瘤对生育无明显影响，黏膜下肌瘤对生育有不利影响。肌壁间肌瘤对生育的影响取决于对宫腔及内膜的影响，不影响宫腔形态的肌壁间肌瘤也会降低 IVF 患者临床妊娠率和活产率。子宫肌瘤的大小和数目也对生育有不同程度的影响。

（樊庆泊）

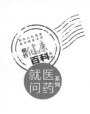

29. 什么情况下子宫肌瘤需进行
手术治疗

子宫肌瘤是女性生殖器中最常见的一种良性肿瘤，也是人体最常见的肿瘤之一。

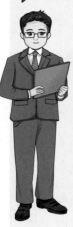

子宫肌瘤的发病率会随年龄增长而增高，多见于 30~50 岁的女性，在育龄期妇女的发生率为 20%~30%，亦有报道发生率达 70%，这些女性有 20%~50% 需要接受治疗。子宫肌瘤可发生变性，大多数变性为良性，少数为恶性变，如肉瘤变。子宫肌瘤恶变为肉瘤的机会很小，国外报道其发生率为 0.2%~1%，国内报道在 0.5% 左右。肌瘤的肉瘤样变性多发生在 40~50 岁，40 岁以下者较少见。因此，子宫肌瘤患者在什么情况下应考虑手术治疗，成了备受广大子宫肌瘤患者关心的问题。

肌瘤恶性变时，表现为短期内迅速增大，伴有阴道流血。因此，绝经期后肌瘤不缩小反而继续增大时，尤需警惕。浆膜下肌瘤或壁间肌瘤恶变穿过腹膜，可引起疼痛与粘连等症状。但有一些肌瘤恶变无任何临床症状，容易被忽视。为防止恶变和病情进一步发展，子宫肌瘤患者如存在下列情况之一时，应考虑手术治疗。

（1）多发性子宫肌瘤或子宫肌瘤过大，子宫超过两个半月妊娠大小，或有明显的压迫周围器官症状者。

（2）月经量过多致严重贫血者。

（3）妇科检查及辅助检查（如B超、CT检查等）提示可能发生病变者。

（4）短期内肌瘤生长迅速，药物控制无效，尤其是伴有阴道不规则流血者。

（5）绝经后子宫肌瘤仍有增大趋势者。

（6）怀疑合并其他妇科恶性肿瘤者。

（7）虽无恶变，但肌瘤引起不孕者、宫颈肌瘤患者、黏膜下有蒂肌瘤突出阴道口及肌瘤蒂扭转者或发生感染者，也应进行手术治疗。

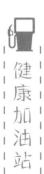

健康加油站

手术是子宫肌瘤最直接、最有效的治疗方法。目前子宫肌瘤的手术处理分为两种状况：对于完成生育的女性可考虑子宫切除，对于要求保留子宫或有生育要求女性，可考虑子宫肌瘤剔除术。

近年来，腔镜技术的进步大大改善了肌瘤的处理结果。尽管腹腔镜子宫肌瘤剔除术或子宫全切术普遍开展，但是由于肌瘤的类型、大小差异很大，患者的治疗要求各异，因此针对不同患者应选择不同的治疗方式、手术路径、手术技巧和有效的术前处理，提高

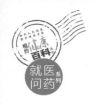

患者术后疗效，生活质量和保持整体内分泌的稳定是临床医师选择治疗方案的重点。

子宫肌瘤如出现症状（如便秘、尿频、盆腔不适／压迫，子宫不规则出血）和／或继发不孕应考虑手术治疗。2017 年子宫肌瘤的诊治中国专家共识提出有生育要求女性手术治疗指征：子宫肌瘤合并月经过多或异常出血甚至导致贫血；压迫泌尿系统、消化系统等，出现相关症状，经药物治疗无效；子宫肌瘤合并不孕；子宫肌瘤患者准备妊娠时肌瘤直径在 4cm 及以上的建议剔除。

（樊庆泊）

发现子宫肌瘤长到血管里怎么办

30. 子宫肌瘤选择**微创手术**好还是**开腹手术**好

要进行手术治疗的子宫肌瘤患者，在术前往往存在这样的疑问，到底选择微创手术好还是开腹手术好呢？

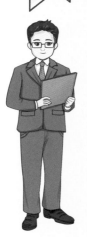

首先，医生会根据患者子宫肌瘤出现的症状和体征、生育要求以及个体状况给出治疗建议，可采用什么手术方法治疗要具体分析，还要考虑手术方法、途径、麻醉方法等的安全性及适应证问题。

子宫肌瘤如果出现症状，可采用多种方法治疗。目前有人认为，虽然子宫肌瘤较大，如果没有症状，仍可采用期待处理。治疗方法包括手术治疗和非手术治疗，外科手术治疗是主要的治疗手段，但是治疗的选择要根据患者年龄、生育要求是否保留，以避免扩大性处理。手术治疗方法包括子宫肌瘤剔除（宫腔镜、腹腔镜或开腹），子宫切除（经阴道、腹腔镜或开腹），子宫动脉栓塞，聚焦超声治疗及其他微无创手术和药物治疗。目前子宫肌瘤的手术处理分为两种状况：对于完成生育的女性可考虑子宫切除，对于要求保留子宫或有生育要求女性，可考虑子宫肌瘤剔除术。

随着手术技术的进步、可以有效控制术中出血，伴随麻醉、输血技术和联合应用 GnRH 类似物的发展，肌瘤剔除渐渐成为治疗有症状子宫平滑肌瘤的有效方法。患者应该了解、理解为何要施行子宫肌瘤剔除术，从而知道该有什么样的期望，尤为重要的是，患者应被告知术后有可能因为病理结果问题再次行子宫全切术可能。研究结果显示，子宫肌瘤剔除术后患者妊娠率及活产率显著增加，流产率降低。子宫肌瘤

关键词

子宫肌瘤 微创手术 开腹手术

剔除术后面临的妊娠安全问题主要是瘢痕子宫破裂、盆腔粘连以及分碎器的使用问题。

手术方式可选择开腹子宫肌瘤剔除术、腹腔镜下子宫肌瘤剔除术、宫腔镜下子宫肌瘤电切术和阴式子宫肌瘤剔除术，后 3 种情况可视为老百姓眼中的微创手术。

综上所述，子宫肌瘤手术是微创手术好还是开腹手术好，要具体问题具体分析，还要考虑手术方法、途径、麻醉方法等的安全性及适应证问题。

（樊庆泊）

31. 切除子宫会导致提前衰老吗

子宫是女性特有的器官，因为有了它，女性才拥有创造生命的神奇工具。但是长期以来，一些女性因为各种疾病不得不切除子宫，她们认为这不仅对她们的身体造成很大伤害，同时亦给她们带来极大的精神创伤。同时还会忧虑，切除子宫会导致自己提前衰老吗？

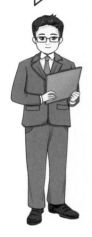

可以想象，在精神层面，失去子宫对一个年轻女性的打击有多沉重，失去子宫的女性，在过性生活时，往往会产生严重的心理障碍。大量研究表明，子宫切除对所保留的卵巢无不良影响。但是，对许多女性来讲，生育任务完成后，子宫在性别特征、性生活、人际关系以及自我意识方面都是非常重要的，远比对简单的生殖功能保持要重视，其想法要复杂的多。妇科手术医生要了解下述信息，子宫切除至少在一小部分妇女会导致情绪的危机如焦虑和恐惧。早在 1890 年，Kraft-Ebing 就指出，与其他手术相比，子宫切除会更多地引起精神问题，有 33% 的患者在子宫切除 3 年内会经历情绪低落。手术医生如果在手术以前作出足够的、合适的解释，在手术以后能够给予患者心理上支持和理解，其发生不良结局的风险就会降低。影响患者子宫切除一个因素是她来自朋友和亲属，特别是来自丈夫或性伴侣的关心和支持。很多男性对子宫切除对妇女带来的心理、社会以及性方面的影响缺乏了解。这种情况会造成严重的后果，包括做子宫切除导致离婚等。

健康加油站

毋庸置疑，当子宫病变威胁到人的生命时，就应该切除，如恶性肿瘤，或肌瘤太大引发诸多症状，严重影响身体健康时，也应考虑手术切除。如果你因为疾病因素不得不切除了子宫也不必过于忧虑，因为保持女性特征的器官是卵巢而不是子宫，切除了子宫，

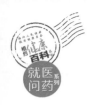

卵巢还保留着，女性的内分泌功能就不会受影响，换句话说，切除子宫不会导致提前衰老。必要时女性朋友还可以在医生的指导下进行激素补充治疗，如出现心理障碍或抑郁表现，要及时寻求心理医生的帮助，医生可以对患者进行性功能及性行为指导，避免发生性心理障碍。

（樊庆泊）

六

女性盆底
疾病

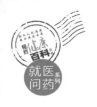

32. 为什么说 "笑尿了" 是一种病

关键词

漏尿 压力性尿失禁 社交癌

当做大笑、咳嗽、打喷嚏等使腹压增加的动作时尿液会不自主地向尿道口外流出，在医学上称为压力性尿失禁（SUI），是很容易被人们忽视的盆底功能障碍性疾病，因其会导致患者在公共场所出现意外的漏尿，引起焦虑和社交恐惧，因此也被称为"社交癌"。压力性尿失禁给患者的生活带来许多不便和尴尬，但不少患者却因羞于就医，耽误了治疗，所以女性朋友有必要了解相关的知识，尽快摆脱这种尴尬。

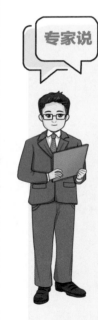

专家说

中国流行病学调查显示，压力性尿失禁在成年女性的发生率为 18.9%，是一个严重的社会问题。为什么该病在女性中会有这么高的发生率呢？主要是由于女性因妊娠、阴道分娩损伤、绝经后雌激素水平下降等多种因素导致盆底组织松弛所引起。盆底支持结构缺损，使膀胱颈和近端尿道脱出至盆底外，当咳嗽、大笑、打喷嚏及运动时，腹腔内压力不能被平均的传递到膀胱及近端尿道，导致膀胱内压力大于尿道内压力而出现不自主漏尿，还有个别患者是由于尿道内括约肌障碍引起。压力性尿失禁的症状很典型，是腹压增加诱发的漏尿，会严重影响女性的生活质量，多见于绝经后和产后女性。

医生可指导患者书写排尿日记等用于初步诊断，继而请专业医生行指压试验、尿动力学检查及尿道膀胱镜检查等进行确诊。

治疗方法主要包括以下措施。

（1）非手术治疗：如生活方式干预，包括减轻体重、戒烟、减少饮用含咖啡因饮料、生活起居规律、避免强体力劳动及避免参加增加腹压的体育活动等。同时，应治疗便秘、咳嗽等引起慢性腹压增加的疾病，进行膀胱训练（填写膀胱功能训练表）、盆底肌肉锻炼（又称凯格尔运动）、盆底电刺激，以及佩戴抗尿失禁子宫托、止尿器等。

（2）药物治疗：如口服 α 肾上腺素受体激动剂和局部雌激素治疗。

（3）手术治疗：手术方法有很多种，常用方法有耻骨后膀胱尿道悬吊术和阴道无张力尿道中段悬吊术等。

由于压力性尿失禁影响女性的社交和生活质量，建议有症状的患者要及时就医，生活方式的调整和保守治疗就能缓解或解除这种难言之隐。

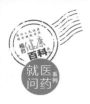

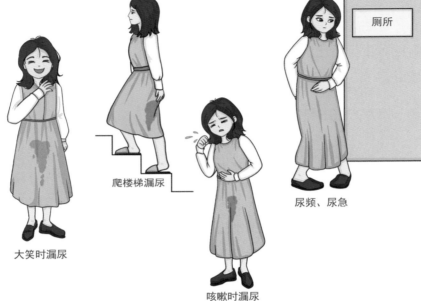

爬楼梯漏尿

厕所

尿频、尿急

大笑时漏尿

咳嗽时漏尿

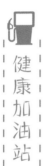

为什么产后、绝经后都容易患压力性尿失禁

（1）多产、阴道分娩和会阴侧切是压力性尿失禁的高危因素，我们知道盆腔的底部承托着盆腔里的脏器，这个底托我们称为盆底，它托着膀胱尿道、子宫和直肠。最有力量的是盆底的肌肉和韧带，支撑膀胱及尿道、子宫及直肠使之不会脱垂和下移。女性妊娠时不断长大的胎儿及羊水胎盘等对盆底的压迫越来越大，所以有些女性在妊娠中晚期会出现压力性尿失禁的症状。此外，在分娩过程中，胎先露对盆底肌肉过度压迫以及手术助产，再加上产后腹压增高，都会造成盆底组织损伤和松弛。

（2）先天性膀胱、尿道组织支持不足或神经支配不健全，会让那些年轻、没有生过孩子的女性也发生尿失禁。

（3）绝经后女性由于雌激素减退，尿道及膀胱血液供应减少，尿道及周围盆底肌肉萎缩，由此导致尿失禁。

（4）盆腔肿物：如果盆腔里长了巨大肿物，如子宫肌瘤、卵巢囊肿等导致腹压增加而发生尿失禁。

（5）超重：压力性尿失禁与患者的体质指数过大及腹型肥胖有关。

（王 兰）

跟我做，让"漏尿"远离你

33. 阴道里**脱出肿物**怎么办

有些女性会因不经意间发现阴道口突然掉出像肉一样的东西而感到恐慌，这是怎么回事呢？

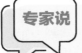

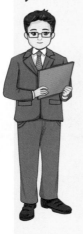

专家说

女性的盆腔里有子宫、阴道、肠道和膀胱。维持女性盆腔器官的正常位置，需要盆底肌肉、韧带和筋膜共同组成一个强有力的"托"来支撑。

盆底肌肉群、筋膜、韧带及其神经构成复杂的盆底支持系统，其相互作用和支持以维持盆腔器官的正常位置，引起盆底支持组织薄弱的一系列原因所致盆底组织薄弱，造成盆腔器官下降、器官位置及功能发生异常，导致盆腔脏器脱垂。主要症状是阴道口组织物脱出，可伴有排尿、排便和性功能障碍，不同程度地影响患者的生活质量。该病是中老年女性的常见疾病，属于盆底功能障碍性疾病。

阴道脱出来的肿物是子宫、膀胱、直肠等盆腔器官，临床上称为盆腔脏器脱垂，根据脱垂的部位，盆腔器官脱垂可以分为子宫脱垂、阴道穹隆脱垂、阴道前壁膨出、阴道后壁膨出及子宫直肠窝疝等。许多患者同时有多个部位的脱垂。盆腔器官的脱垂程度一般划分为轻、中、重度，或者Ⅰ、Ⅱ、Ⅲ、Ⅳ度。

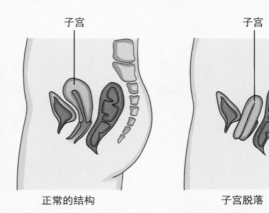

正常的结构　　　　　子宫脱落

患子宫脱垂后，医生会根据患者的年龄、生育要求、症状、严重程度、意愿等因素，制订出合理的治疗方案。治疗方法分为非手术治疗和手术治疗。非手术治疗为一线治疗方法，如减重，戒烟，减少使盆底压力增加的活动，积极治疗便秘，慢性咳嗽等，可加强薄弱的盆底肌肉的力量和协调性治疗，辅助电刺激，生物反馈或磁刺激等方法。目前疗效肯定且成熟非手术治疗方法有子宫托法、盆底康复治疗和行为指导。保守治疗可以缓解症状，预防脱垂加重，避免或者延缓手术，主要适用于Ⅰ～Ⅱ度有症状的患者，或希望保留生育功能、不能手术治疗的重度脱垂患者。对于不接受非手术治疗和非手术治疗无效者，有明显症状的脱垂患者，可以考虑手术治疗。医生会综合考虑各因素，譬如年龄、手术史、脱垂的严重程度、是否有性生活、全身情况等来选择一种最适合的手术方法。一般来说有两种选择：重建性手术以及阴道封闭手术。重建性手术用得比较多。重建性手术能恢复器官的位置并保留性功能，可以经腹、经阴道或者腹腔镜。手术方法包括自体组织重建和使用网片重建。手术方法常见有：曼氏手术、经阴道子宫切除及阴道前后壁修补术、阴道封闭术、阴道前后壁修补术及盆底重建术等。

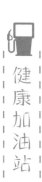

健康加油站

　　我国的全国多中心横断面调查结果显示，症状性POP 占成年女性的 9.6%。其病因是多方面的，医学研究证实，妊娠和分娩是导致子宫脱垂的主要因素。如胎儿过大、胎位不正、产伤（特别是产钳或胎吸下困难阴道分娩）及多产等会加重盆底肌肉神经的损伤。过去女性生育较频繁，因生活或工作的需要，产后没

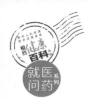

有充分休息，劳动过早，因此子宫脱垂的发生率很高。脱垂多于绝经后表现出来，并随年龄的增长而加重。如果盆底组织长期承受过大腹腔压力，如过度肥胖、慢性咳嗽、便秘，提重物及重体力劳动，慢性便秘等，也会促使该病的发生。困难的阴道分娩虽然是 POP 发生的高危因素，但是，剖宫产术并不能预防远期盆底功能障碍性疾病的发生。香烟中的尼古丁刺激膀胱和局部组织，干扰胶原蛋白合成，加重盆底支持组织松弛，也是引起 POP 的高危因素。此外，家族遗传性疾病，譬如马凡综合征等也与该病有关。总之，子宫脱垂是遗传因素和环境因素共同作用的结果。

（王　兰）

七

女性生殖道
畸形

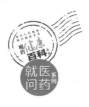

34. 青春期女性没来月经却出现**周期性下腹痛**怎么办

女孩儿到了青春期没有月经来潮，但每个月或每几个月就会出现一次腹痛，通常症状比较严重，可能会影响其日常生活及学习，而且这种周期性下腹痛的症状还会越来越重，该如何应对呢？

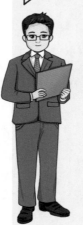

青春期不来月经，出现周期性下腹痛可能有以下几种原因。

（1）**原发闭经**：这可能是由于遗传因素、染色体异常等原因导致。可能伴有周期或非周期性下腹痛，但一般腹痛并不严重。

（2）**女性生殖道畸形**：如果无月经来潮但伴有严重的周期性下腹痛，应首先排查是否存在生殖道发育异常的情况，特别是梗阻性生殖道畸形，较为常见的有处女闭锁、阴道闭锁、宫颈发育异常等，一般需要及早进行手术干预，解除梗阻，恢复正常的经血流出通道，同时保护生育功能。

（3）**内分泌紊乱**：例如多囊卵巢综合征（polycystic ovary syndrome，PCOS），患者表现为卵巢内含有多个小囊肿。PCOS患者可能会出现月经不规律、闭经等症状，同时可能伴有周期性下腹痛。但一般是在初潮后出现一段时间的继发闭经，同时腹痛不太严重，且较少出现进行性加重。

（4）子宫内膜异位症：子宫内膜异位症是指子宫内膜生长在子宫腔以外的地方，可能导致疼痛、月经不规律、不孕等问题。青春期女性患有子宫内膜异位症的可能性较小，但不能完全排除。但如果出现也需要排查是否与生殖道畸形并存。

（5）盆腔炎症：盆腔炎症是指盆腔内的器官发生炎症，可能导致月经不规律、疼痛等症状。但一般不引起闭经，疼痛的规律性不强。多有性生活后出现等诱因。

（6）精神因素：精神压力、焦虑、抑郁等情绪因素可能导致内分泌失调，从而影响月经周期，出现下丘脑性闭经，可能会伴有下腹痛，但一般不严重。

综上所述，青春期不来月经，出现周期性下腹痛可能有多种原因，如果下腹痛严重且进行性加重，要特别注意排查女性生殖道畸形，建议及时就医检查，以便找到病因进行针对性治疗。

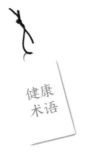

健康术语

原发闭经： 指女性到了 18 岁仍未来月经。

（王　姝）

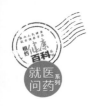

35. 有些女性青春期后不来月经，婚后还出现

性生活困难

　　女性生殖器官在形成、分化过程中，由于某些内源性或外源性因素的影响，可导致各种发育异常。其中副中肾管的形成和融合异常及其他致畸因素均可引起阴道的发育异常，所形成的畸形称阴道畸形。阴道畸形一般可分为先天性无阴道、阴道闭锁，阴道横隔、纵隔和斜隔等，这些情况可能是导致女孩青春期后不来月经的原因。

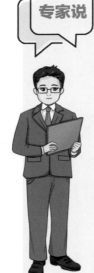

专家说

　　如果女孩青春期后不来月经，婚后还出现性生活困难往往是由于先天性无阴道造成，通常民间所说的"石女"就是指先天性无子宫无阴道的患者。

　　在胚胎发育期，因双侧副中肾管发育不良，导致子宫不发育或仅有始基子宫、阴道上段不发育，导致此种情况往往先天性无子宫发育或仅有始基子宫合并阴道上段不发育，该类患者卵巢一般正常，部分患者可合并子宫、阴道外其他系统发育的畸形。

　　该类患者因青春期后原发闭经，或因婚后性交困难而就诊。除临床表现外，查体外阴和女性第二性征发育正常，但无阴道或仅在阴道外口处见一浅凹陷。直肠 - 腹部诊和盆腔超声检查不能发现子宫。染色体核型为 46XX，血内分泌检查为女性水平。

如何诊断先天性无阴道，又该如何治疗呢？

对准备有性生活的先天性无阴道患者，有短浅阴道者可先用机械扩张法，即按顺序由小到大使用阴道模型局部加压顶压，可逐渐加深阴道长度，直至能满足性生活要求为止。

不适宜机械扩张或机械扩张无效者，可行阴道成形术。手术方法有多种，常用人工造穴法，于膀胱尿道和直肠之间形成人工腔道，可采用羊膜、盆腔腹膜、生物补片法或带血管的肌皮瓣带阴道成形术，亦可采用乙状结肠代阴道方法，手术方式较多，但各有利弊。

一经诊断阴道闭锁，患者就必须立刻治疗吗？先天性无阴道患者建议在患者有性生活前半年进行顶压法或手术治疗。不同类型的阴道畸形患者术后治疗措施不同。进行手术治疗的先天性无阴道患者、阴道闭锁及部分阴道横隔患者术后要采用放置阴道模具扩张阴道，或定期模具扩张阴道至少半年至一年的时间，以防止术后阴道粘连、挛缩、狭窄或闭锁，至有规律性生活后可停止放置模具。

所有阴道闭锁患者都不能自己生育吗？回答是肯定的，合并子宫发育异常的先天性无阴道患者不能自己生育；如果有要求，可考虑其他途径或方式。

（樊庆泊）

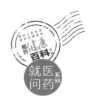

36. 哪些症状提示可能患

子宫畸形

极少数女性可能因先天子宫发育异常，出现不适症状、失去生育能力或产科并发病。那么，出现哪些症状提示可能有子宫畸形呢？

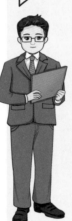

可能提示患子宫畸形的症状包括以下几种。

（1）原发闭经：如果女性到了 18 岁仍未来月经，可能是由于子宫畸形导致的，如先天性子宫阴道缺如综合征（mayer-rokitansky-kuster-hauser syndrome，MRKH syn-drome）。

（2）月经不规律：子宫畸形可能导致月经周期紊乱，表现为月经提前、推迟或完全停止。

（3）痛经：子宫畸形可能导致子宫内压力异常，引起痛经。

（4）习惯性流产：子宫畸形可能影响胚胎着床和发育，导致习惯性流产。

（5）不孕：子宫畸形可能影响受精卵着床和胚胎发育，导致不孕。

（6）宫颈功能不全：子宫畸形可能导致宫颈功能

不全，增加早产和流产的风险。

（7）腹部肿块：在一些子宫畸形的情况下，如双角子宫、子宫纵隔等，可能会形成腹部肿块。

（8）产前诊断异常：在孕期产前诊断中，如B超检查发现胎儿生长发育异常、羊水过多或过少等，可能提示存在子宫畸形。

（9）盆腔疼痛：子宫畸形可能导致盆腔内压力异常，引起盆腔疼痛。

需要注意的是，有些子宫畸形患者可能没有明显症状，仅在产前检查或手术中发现。如果怀疑自己可能患有子宫畸形，建议及时就医检查，明确是否存在子宫畸形及子宫畸形的种类，以便有针对性地进行治疗。

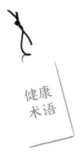

健康
术语

子宫畸形： 由于两条中肾旁管在胚胎时期发育、融合及中隔吸收的某一过程停滞而造成的子宫形态异常。包括单角子宫、残角子宫、双子宫、双角子宫、纵隔子宫等。

（王　姝）

八

女性急腹症

37. 停经后出现**不规则**的**阴道出血**怎么办

正常情况下，女性的月经周期一般为 28 天左右，但这个周期并不是一成不变的。停经是月经周期出现的变化，出现月经终止的现象，通常出现在更年期或者怀孕后。停经后不规则阴道出血，即指女性在停经后出现不符合正常月经周期的阴道出血。那么，停经后出现不规则的阴道出血提示哪些疾病呢？

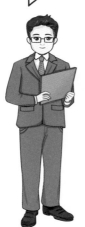

首先，如果您在育龄期，不规则的阴道出血常见于和怀孕相关疾病，比如先兆流产、稽留流产、不全流产、葡萄胎及异位妊娠等。需要根据患者临床表现、实验室检查以及超声检查等加以甄别，从而进一步明确诊断及提供不同的治疗方案，尤其是异位妊娠这一种妊娠并发病，有危及生命的可能，需及时诊治。

正常情况下，受精卵会通过输卵管游走到子宫腔，然后安家落户，慢慢发育成胎儿。但是，由于种种原因，受精卵在迁移的过程中出了岔子，没有到达子宫腔，而是在别的地方停留下来，即受精卵种植在子宫腔外的妊娠，导致所谓异位妊娠，俗称宫外孕。以输卵管妊娠为最常见，另外还有卵巢妊娠，腹腔妊娠，剖宫产瘢痕部位妊娠、宫颈妊娠及子宫角妊娠等。异

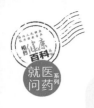

位妊娠典型的表现为停经、腹痛、不规则阴道出血，是早期妊娠孕妇死亡的主要原因。超声检查和血 HCG 测定是诊断这种疾病的主要辅助检查，诊断性刮宫、经阴道后穹隆穿刺是一种简单可靠的诊断方法。

近年来，异位妊娠的发病率呈明显上升趋势。导致输卵管妊娠的病因有如下几种：①患慢性输卵管炎引起输卵管堵塞或狭窄、扭曲变形等影响孕卵在输卵管中的正常运送；②输卵管发育或功能异常，影响孕卵的运送；③使用宫内节育器（intrauterine device，IUD）导致输卵管炎所致；④行输卵管手术后；⑤患盆腔子宫内膜异位症；⑥孕卵的游走等。

异位妊娠一旦发生，医生会根据患者的具体情况决定是进行手术治疗还是药物治疗。药物治疗主要适用于早期输卵管妊娠未破裂，要求保留生育能力的患者，可选用全身或局部用药，也可以选用中医中药进行治疗。手术治疗一般根据患者的年龄、生育状态、患侧输卵管的状况，选用输卵管切除或保留输卵管的保守性手术。

综上所述，当停经后出现不规则出血，要引起足够的重视，及时前往医院进行诊断和治疗。专业医生会通过检查和相关检验，找到问题的根本原因，并制定相应的治疗方案。避免在没有查找出血原因的情况下，进行盲目治疗，以致延误诊治。

（张　真）

38. 出现**黄体破裂**怎么办

许多女性在月经后半期突然出现腹痛，到医院就诊，诊断为"黄体破裂"，很多女性朋友往往会发出疑问，为什么会出现黄体破裂，该如何应对呢？

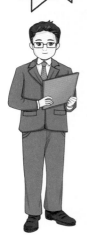

一名正常的育龄期女性平均每个月排一次卵，卵子位于卵巢内，卵子排出后，卵泡壁受创塌陷，大量毛细血管和结缔组织填补在原来卵子的位置上，形成血体。血体中含有一种充满黄色颗粒物质的颗粒细胞，它不断增大，使血体的外观变为黄色，即为黄体。黄体在卵子排出后 7~8 天，发育达到最高峰。如果卵子未受精，在排卵后 9~10 天，黄体开始萎缩。黄体衰退后，月经来潮，新的月经周期再次开始。

在黄体的发育过程中，如果某种原因破坏了卵巢表面的小血管，于是黄体内部出血，导致内压增加，引起黄体破裂，常见于自动破裂或外力作用如性生活时下腹受到撞击，用力咳嗽或解大便时，腹腔内压力突然升高，可促使成熟的黄体发生破裂。

黄体破裂多发生在月经周期的最后 1 周，即下次月经来潮前 1 周内。由于破裂口在腹腔内，血液流入腹腔，可引起一系列症状。最突出的症状是腹痛，开

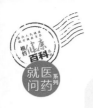

始多为一侧下腹部疼痛，之后如果受破坏的血管较小，出血量少，出血可以自止，腹痛可渐渐减轻，过一段时间后疼痛消失。如果被破坏的血管较大，出血量多，无法自愈，则可出现头晕、乏力、心悸等贫血甚至休克症状，还可伴有恶心、呕吐、肛门坠胀感。卵泡在排卵后开始产生孕激素，促使子宫内膜做好准备接受受精卵，黄体内有少量出血，但如果出血太多，黄体内的压力增加，从而发生自发性破裂。黄体期下腹受到外力撞击，或者用力咳嗽或解大便时，腹腔内压力突然升高，可促使成熟的黄体发生破裂。

发生黄体期破裂后要及时到医院就诊。如果症状轻微，内出血量少，可以选择保守治疗，主要是卧床休息和应用止血药物；如果内出血比较多、腹痛严重，应该尽快就医，往往需要进行手术治疗。

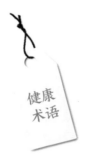

黄体： 排卵后，卵泡壁和卵泡膜向卵泡腔塌陷，卵泡壁的颗粒细胞和卵泡膜的膜细胞逐渐增殖分化形成一个富含血管的内分泌细胞团。新鲜时呈黄色，包括颗粒黄体细胞和膜黄体细胞。

（张　真）

39. 常见的**妇科微创手术**有哪些

妇科微创手术，就是尽可能减少手术对正常组织的破坏，最大限度降低手术对全身各系统功能的影响。在大多数人的印象中，妇科手术是与下腹或横或纵的刀口联系在一起的。随着现代医学的快速发展，手术器械和设备的不断更新及改善，以及妇科手术操作技术的不断提高和新器械在临床上的应用，妇科手术正在向微创和无创方向发展。

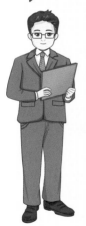

妇科微创手术代表着现代医学的一项重大进步，它为解决多种女性健康问题提供了更为人性化的治疗方法。这些手术通常通过小切口或腔内操作，减少了患者疼痛和康复时间，同时也最小化了患者的不适感及恐惧感。这种创新的治疗方式使得许多女性能够更轻松地处理妇科问题，从而妇科微创手术的广泛应用使其成为处理多种女性健康问题的主要方法；腹腔镜手术作为微创医学的代表，近年来发展的 3D 腹腔镜手术，单孔腹腔镜手术及机器人腹腔镜，其发展和应用在妇科手术的变革中占有非常重要的地位。宫腔镜手术是应用宫腔镜来进行的微创操作，经自然腔道施展手术，近乎微无创的特点，成为子宫腔疾病诊治的首选方法。

　　目前，妇科微创手术包括宫腔镜检查及治疗、传统腹腔镜手术、单孔腹腔镜手术（经脐单孔腹腔镜和经自然通道腹腔镜）、机器人辅助腹腔镜及经阴道手术等。这些手术一般在专门的手术室内由经验丰富的妇科医生进行，采用高级技术和设备，其安全性经过几十年的发展，已经得到证实。因此被广泛认为是女性健康问题的首选治疗方法。无论是需要子宫肌瘤切除、输卵管切除再通、卵巢囊肿去除、子宫切除，还是子宫内膜息肉、黏膜下肌瘤、子宫脱垂、压力性尿失禁，抑或是子宫各种早期癌症，均可以通过微创手术解决，甚至于某些妊娠期患者的卵巢手术，也可以通过微创解决，对于那些希望家庭完整的女性来说，微创手术还可以为不孕问题提供解决方案，帮助她们实现母亲的梦想。腹腔镜已广泛应用于妇科手术的各个领域，包括妇科恶性肿瘤（子宫内膜癌、宫颈癌、卵巢癌）、妇科良性肿瘤（子宫肌瘤、卵巢囊肿）、子宫内膜异位症及各类急腹症等。与传统手术相比，深受患者的欢迎，尤其是术后瘢痕小、又符合美学要求，患者更乐意接受。宫腔镜是对子宫腔内疾病进行诊断和治疗的先进设备，它能清晰地观察到了宫腔内的各种改变，进行定位采集病变组织送检，诊断准确、及时、全面、直观，可早期发现癌症；宫腔镜手术切除子宫内膜、黏膜下肌瘤、内膜息肉、子宫纵隔、宫腔粘连和取出异物等，疗效好，无伤口，创伤小，出血少，痛苦轻，康复快。

　　与传统的开腹手术相比，妇科微创手术医生运用集光学、计算机、超声、机械等技术的特殊器械进行手术，可以没有切口或只有 1~4 个小切口，手术过程基本与开腹手术一样。具有痛苦小、术后疼痛轻、恢复快、住院时间短、手术切口小及体表无瘢痕的优点，患者容易接受、满意度高，节约医疗资源，减轻患者经济负担。

　　妇科微创手术不仅能够解决患者的身体问题，还能显著改善患者的生活质量。这些手术方法在妇科临床广泛应用，尤其是在妇科急诊疾病诊治中的应用，使女性患者能够更快地明确诊断和治疗，快速康复，回到正常生活轨道，继续自己的健康生活，实现自己的梦想和目标。

（张　真）

第二章

常见妇科肿瘤

卵巢癌

1. 为什么**卵巢癌**患者大多数发现时已经是晚期

　　到底是什么原因导致卵巢癌的发生呢？答案目前尚未证实，也暂无有效的方法来筛查这种癌症。由于卵巢的位置位于人体深处，这就导致卵巢癌不能在早期发现。大多数情况下，当患者感到不适并寻求医疗帮助时，卵巢癌已经发展到了中晚期。这时，癌细胞可能已经扩散到盆腔、腹腔，导致患者出现腹胀、食欲减退、体重下降等症状，因此卵巢癌也被称为"沉默的杀手"。

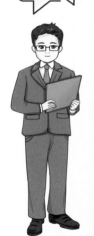

专家说

　　卵巢位于盆腔深部，成年女性卵巢大小为 4cm×3cm×1cm，绝经后卵巢萎缩、变硬；相对于盆腔的容量来讲，卵巢的体积很小，早期癌变无特异性症状，因此卵巢癌难以在早期被发现。但是大家也不用过于恐慌，普通人群卵巢癌的发生风险很低，仅为 1.4%。对于无症状的普通人群来说，每年进行阴道超声联合肿瘤标志物的筛查，并不能提高早期卵巢癌的检出率。

　　10%~24% 的卵巢癌与遗传因素相关，携带乳腺癌相关基因（BRCA-1 和 BRCA-2）突变的女性终身发生卵巢癌的风险分别为 48.3% 和 20.0%，属于患卵巢癌的高风险人群。对于高风险人群，可以自愿进行遗传咨询，在适当年龄进行干预，可有效降低患癌

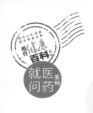

风险，提高早期卵巢癌的检出率，改善预后。降低风险的输卵管卵巢切除术（RRSO）的作用优于筛查，可降低 70%~85% 的卵巢癌发病率。RRSO 的时机在不同基因突变携带者中略有不同，建议在完成生育后，BRCA-1 突变携带者在 35~40 岁进行手术，BRCA-2 突变携带者在 40~45 岁进行手术。选择推迟或不进行 RRSO 的基因突变携带者，可采用糖类抗原 125（又称癌抗原 125，CA125）联合阴道超声的方法进行筛查。

（宋　楠）

关键词

糖类抗原 125　人附睾蛋白 4　卵巢恶性肿瘤风险模型

2. 常见的**上皮性卵巢癌**相关的标志物有哪些

糖类抗原 125（CA125）是目前上皮性卵巢癌最常用的血清生物标志物，用于监测病情变化、评估治疗效果及预后。

正常人体内可以检测到 CA125，一般在 35IU/mL 以下。研究发现，1% 的正常女性、6% 的良性疾病患者和 28% 的非妇科肿瘤患者存在 CA125 水平升高。育龄女性常见病如子宫内膜异位症、子宫腺肌病，盆

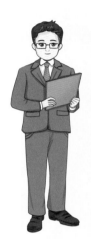

腔结核，急性炎症，可观察到 CA125 的升高，多数不超过 200IU/mL。影像检查未见异常病灶时，动态观察 CA125 的意义更大。对于有肿瘤家族史、绝经后女性，CA125 的升高要格外重视。

CA125 自 1981 年首次被发现以来，一直在卵巢癌患者的监测中发挥着重要作用：80% 的上皮性卵巢癌患者在初始诊断时存在 CA125 的升高；CA125 的波动与疗效密切相关。在卵巢癌治疗后的随访中，CA125 的升高通常早于症状、体征或影像学异常数月出现，医生会根据 CA125 的变化完善影像学检查，选择再次治疗时机。仅仅因 CA125 升高而进行复发卵巢癌早期干预治疗，并不能有效提高生存期。CA125 在黏液性癌中表达较差，癌胚抗原（carcinoembryonic antigen，CEA）或癌抗原 19-9（CA19-9）可能是更有意义的标志物。

人附睾蛋白 4（human epididymis protein 4，HE4）是继 CA125 后另一个有助于检测卵巢癌的标志物，主要表达于生殖系统，在呼吸系统、乳腺、肾脏、结肠黏膜有少许表达。血清 HE4 表达的高低也是卵巢癌患者预后的重要因素，HE4 与年龄、绝经状态密切相关，临床中会设定绝经前、后不同的正常参考值。

卵巢恶性肿瘤风险预测模型结合了血清 CA125、HE4 水平及绝经情况，通过数学模型来预测上皮性卵巢癌的风险，目前尚缺乏较为一致的预测早期上皮性卵巢癌的临界值。

对于明确诊断的大多数上皮性卵巢癌患者，临床仍以 CA125 作为监测病情变化的重要指标。

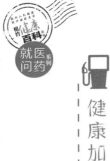
卵巢癌组织学类型以及对应的相关血清生物标志物

肿瘤类型	肿瘤标志物
恶性上皮性卵巢癌	
高级别浆液性癌	CA125、HE4
低级别浆液性癌	CA125、HE4
黏液性癌	CEA、CA199
子宫内膜样癌	CA125、HE4
透明细胞癌	CA125
恶性生殖细胞肿瘤	
无性细胞瘤	绒毛膜促性腺激素 β(hCG-β)，乳酸脱氢酶(lactate dehydrogenase，LDH)
内胚窦瘤	甲胎蛋白(α-fetoprotein，AFP)
未成熟畸胎瘤	AFP，LDH
胚胎癌	AFP，LDH
非妊娠相关绒癌	hCG-β，LDH
恶性卵巢性索间质肿瘤	
颗粒细胞瘤(成人型)	雌激素，抑制素，抗米勒管激素(anti-Müllerian hormone，AMH)

（宋　楠）

3. 如何诊断**卵巢癌**

　　组织病理诊断是诊断卵巢癌的"金标准"，是医生确定治疗方案的依据，也是判断患者预后的重要信息。

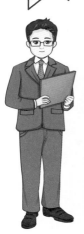

大部分卵巢癌患者是因为感到身体不适或者发现一些异常情况，比如腹部胀痛、食欲下降、体重减轻等才去看医生的。而少数人则是在做手术或者其他治疗的时候，偶然通过病理检查发现了肿瘤。如果患者在就诊时存在腹胀、疼痛、可触及肿物等症状或体征，影像学检查发现卵巢肿物，肿瘤标志物（如 CA125、HE4、CA199、hCG、AFP）升高时，考虑有卵巢恶性肿瘤可能。首先需要评估是原发卵巢癌或是消化道肿瘤卵巢转移。因为两者有相似的症状、有交叉的肿瘤标志物（CA199、CEA）升高，故创伤相关较小的胃肠镜检查尤为重要，这是获得病理诊断的方法之一。

如果医生觉得患者很可能是早期卵巢癌，那最好不要用细针穿刺来确诊，因为这样可能会导致肿瘤破裂，让癌细胞扩散到肚子里。可直接进行手术探查。如果考虑是晚期卵巢癌，怀疑有上腹腔转移的肿瘤时，需要妇科肿瘤及影像学专家联合评估：判断手术可达到满意肿瘤细胞减灭术时，进行手术，根据术中病理、结合患者的个体情况，慎重选择手术范围；判断直接手术无法达到满意肿瘤细胞减灭术时，可选择腹腔镜探查，评估盆腹腔病灶范围、活检取得病理或选取相对安全、更具分期意义的部位（如肝脏转移灶、浅表淋巴结转移灶）进行穿刺活检明确病理，新辅助化疗后进行间歇性肿瘤细胞减灭术。

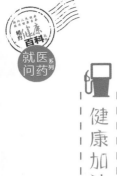
多种影像检查如何选择

超声检查是初步评估的方法。当超声评估病灶不确定时，其他影像学检查是有益补充，可提高对转移灶的评估，有利于术前对手术难度及手术方式做出判断。CT 检查可进行大范围扫描，有助于判断其他脏器是否存在转移。盆腔 MRI 具有优异的软组织分辨力，是评估卵巢癌盆腔局部情况的最佳影像学检查方法。PET-CT 对不确定病变的判断有一定帮助。卵巢癌术前影像学检查需要包括盆腔 CT、腹部 CT、胸部 CT 及盆腔 MRI，所有影像学检查均建议进行增强扫描。

（宋　楠）

4. 为什么建议卵巢癌患者进行
基因检测

在卵巢癌患者中，10%~24% 的患者与遗传有关。如果患者做了肿瘤相关的基因检测，对制定个性化的治疗计划会非常有帮助。同时，也有利于患者亲属更好地了解自己可能患这类癌症的风险。

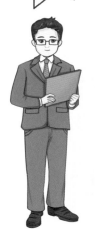

让卵巢癌患者进行基因检测的目的是评估预后、寻找个体化治疗方案。近 10 年，靶向药物有了飞跃的发展，有越来越多的药物应用于卵巢癌治疗。部分卵巢癌患者在传统手术及化疗基础上使用靶向药物，有效提高了生存率。例如上皮性卵巢癌 Ⅱ～Ⅳ期患者，完成一线含铂治疗后，可根据 BRCA 基因突变状态、同源重组状态选择不同的维持治疗方案。复发或少见卵巢癌患者建议采用分子检测来识别靶向治疗的潜在获益人群，检测包括但不限于 BRCA-1、BRCA-2、同源重组状态、微卫星不稳定性（microsatellite instability，MIN）、错配修复（mismatch repair）、肿瘤突变负荷（tumor mutation burden，TMB）、神经营养因子受体酪氨酸激酶基因（neurotrophin receptor tyrosine kinase gene，NTRK）、丝氨酸/苏氨酸激酶基因、叶酸受体 α（FRα）及转染重排基因。综上所述，建议所有上皮性卵巢癌患者进行多基因检测，推荐复发或少见卵巢癌患者进行全面的肿瘤分子检测。

对于有胚系突变的卵巢癌患者的亲属，如果年龄在 18 岁及以上，有基因检测意愿，可以逐级进行验证［先进行一级亲属验证（如有胚系突变），再验证二级亲属，以此类推］，仅需验证患者的致病突变位点，由此评估患癌风险。基因检测可以发现健康的基因突变携带者，遗传门诊进一步评估患病风险，咨询定期筛查及早期预防方式。也有利于为健康的基因突变携带者制定生育计划，进行产前诊断和辅助生殖选择（包括胚胎植入前的遗传学检测）。

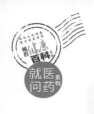

基因可以采用血液或唾液以及组织标本进行检测，接受骨髓移植或近期有活动性血液恶性肿瘤患者推荐培养成纤维细胞后进行检测。

（宋　楠）

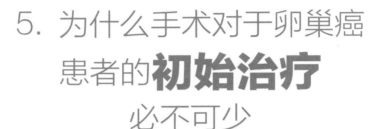

5. 为什么手术对于卵巢癌患者的**初始治疗**必不可少

间歇性肿瘤细胞减灭术： 初诊输卵管癌 - 卵巢癌患者经妇科查体及综合判断，无法实现满意减瘤（残存肿瘤 ≤ 1cm），可先给予约 3 个疗程化疗，减少肿瘤负荷后可行的肿瘤细胞减灭术。

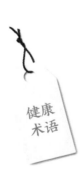

尽管我们现在有更多药物（如化疗药、靶向药和免疫治疗药物）可用于治疗卵巢癌，但手术还是最重要的治疗方法。对患者来说，第一次手术能不能尽可能地切净肿瘤，是决定她们治疗效果的一个重要因素。

（关键词）分期手术　肿瘤细胞减灭术

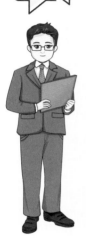

专家说

虽然多数卵巢癌患者化疗有效，但是仅通过化疗很难达到病理上无肿瘤残留。对于多数患者来说，手术是卵巢癌初始治疗的重要组成部分。对于大多数的分期手术、初次肿瘤细胞减灭术、间歇性肿瘤细胞减灭术或再次肿瘤细胞减灭术应通过开腹手术完成。

对于希望保留生育功能，明显早期和 / 或低风险肿瘤（早期浸润性上皮性肿瘤、交界性上皮性肿瘤、恶性生殖细胞肿瘤、黏液性或恶性卵巢性索间质肿瘤）的患者，可行保留子宫和对侧附件或保留子宫的手术。为除外隐匿性病变，术中需要接受全面分期手术；临床早期，患恶性生殖细胞肿瘤的儿童、青少年和年轻患者，可以省略分期手术。

无保留生育要求的临床早期卵巢癌患者，需要进行全面分期手术。临床晚期患者，肿瘤细胞减灭术是初始治疗的重要组成部分。根据术前影像、患者体能状态，由妇科肿瘤、影像学专家联合评估是否可行初始肿瘤细胞减灭术或间歇性肿瘤细胞减灭术，肿瘤细胞减灭术中能达到切缘阴性的完全切除（R0 切除）患者将能获得更好的生存结局。术中根据患者的耐受情况、肿瘤累及情况，为达到满意减瘤可能进行多脏器切除。

在肿瘤治疗期间，实施辅助性的姑息性手术可能使一些有明显症状的患者受益。姑息性外科手术操作包括腹腔、胸腔穿刺，留置腹腔、胸腔引流管，视频辅助胸腔镜检查，肾造口术或置入输尿管支架、留置胃造口管、肠支架、缓解肠梗阻的手术等。

（宋　楠）

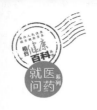

6. 卵巢癌患者**化疗**期间需要注意什么

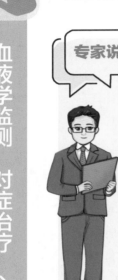

血液学监测 对症治疗 心理准备

对于大部分卵巢癌患者来说，化疗是治疗过程中必不可少的一部分。在开始化疗之前，要确保自己在心理和身体上都做好准备，了解可能会有哪些不良反应，定期做检查，一旦发现问题就立刻处理。

专家说

化疗是一种全身治疗，化疗药物在治疗肿瘤的同时也会产生不良反应，多数情况进展不迅速，严密监测，早发现、早治疗可避免出现不可逆损伤。

化疗中最常见的不良反应是血液学毒性，所以化疗后需要定期进行血液学监测，包括血常规、肝肾功能。一些化疗药物联合靶向治疗，还需要检测尿常规、测量血压。卵巢癌常用的化疗方案是 3 周疗或 4 周疗，化疗后 7~14 天是血细胞变化的最低点，根据患者骨髓抑制的严重情况、首次出现的时间、前次化疗后的骨髓抑制程度，医生会选择不同的治疗方式（包括使用长效或短效促白细胞生成药、促血小板生成药、促红细胞生成药等），多数患者可以很快恢复。许多化疗药物经肝脏代谢，可能引起肝细胞损伤，出现转氨酶异常。应对症使用保肝药物，避免化疗延迟。

化疗期可能出现脱发、口腔溃疡，以及消化道症状（如恶心、呕吐、腹泻、便秘等）。化疗后的脱发是可逆的，停止化疗 6~8 周，头发会逐渐生长。社交时可以佩戴假发，丝巾或帽子；非社交时，保持自然状态，便于维持头皮清爽。口腔溃疡是黏膜的损伤，可以使用生理盐水漱口或使用药物促进溃疡的愈合。对于恶心、呕吐，因为临床使用多种药物联合止吐，减少了化疗期间以及出院后急性及延迟性呕吐的发生。腹泻和便秘也是不可忽视的症状，需要药物纠正，严重或长时间不能恢复，需要及时就诊。化疗期间可以适当使用中药缓解不良反应，改善食欲，固本培元。但是，在化疗期间使用的中药属于辅助治疗，最好选择有肿瘤辅助治疗经验的中医科就诊。随着肿瘤治疗的规范化推广，更多的新型药物用于临床，我国肿瘤支持治疗也在不断改进，为患者提供有力保障。

卵巢癌患者多数就诊时已有营养不良，在化疗期间需要注意食品安全，选择清淡、易消化、富含蛋白质、维生素、含铁质丰富的食物，如鸡蛋、瘦肉、蔬菜、鱼类等。如果持续营养不良，需要营养科医师评估后给予额外的营养补充。另外，保持乐观的心态、减少焦虑、保持充足的睡眠也是非常重要的。

（宋　楠）

7. 卵巢癌治疗后如何**随访**

我们通常把卵巢癌当成是一种需要长期管理的慢性病。这就意味着患者要定期到医院进行复查。而且，如果患者感觉身体有什么不适

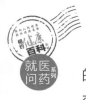

的地方，一定要尽快去医院检查，只有这样医生才能及时掌握病情的变化，调整复查的时间间隔或改变治疗方法。

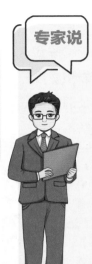

专家说

卵巢癌即使经过手术、化疗，后续进行靶向维持治疗（如贝伐珠单抗、PARP 抑制剂），仍有很高的复发率，且维持治疗的药物可能产生不良反应，所以卵巢癌患者在治疗后及维持治疗期间均需定期随访。

卵巢癌患者在治疗达到临床缓解或部分缓解时，开始定期门诊随访，随访需要持续终身。常规随访频率：第 1 年到第 2 年，每 2~4 个月复查 1 次；第 3 年到第 5 年，每 3~6 个月复查 1 次；第 5 年以后每年复查 1 次。随访内容应包括体格检查（含盆腔检查）；如果先前没有做过肿瘤分子检测，建议补充检测；根据临床指征，进行影像学检查、血常规、血生化检查和肿瘤标志物监测。

复发的症状是非特异性的，如果患者持续或反复出现同一种症状（如阴道排液、阴道出血、腹胀、排气异常、排便异常、头痛、视觉改变及失语等），甚至仅仅发生不明原因的生活习惯改变（如性格改变或精细动作异常）、体重下降都要警惕，应及时就诊，判断是否出现复发。卵巢癌不是一旦诊断复发就会立即开始治疗的，医生将指导患者进行病情监测，并由医生判断复发后开始治疗的时机。因忽视随诊导致的忽略性病情进展，使患者错失治疗时机，对其生存影响是截然不同的。

关键词 定期随访 症状 忽略性病情进展

使用 PARP 抑制剂的患者如何随诊

《卵巢癌 PARP 抑制剂临床应用指南（2022 版）》中指出，大部分使用 PARP 抑制剂的患者会出现不同程度的不良反应。多数患者不良反应出现在服药的前 3 个月，以血液学毒性、胃肠道不良反应及疲劳最常见。PARP 抑制剂的不良反应呈现剂量相关性，多数情况通过对症治疗、药物减量可控制。随着用药时间的逐渐延长，不良反应逐渐减弱。使用 PARP 抑制剂的患者需要每月检查血常规，在开始用药的第 1 个月内每周检查血常规。血红蛋白水平降至 80~100g/L 者，可在监测血常规的情况下继续使用 PARP 抑制剂；血红蛋白水平低于 80g/L 者，应暂停使用 PARP 抑制剂；使用帕米帕利的患者首次发生血红蛋白水平低于 90g/L 时，需要暂停用药。血小板计数低于 50×10^9/L 者，暂停使用 PARP 抑制剂；使用尼拉帕利的患者血小板计数低于 100×10^9/L 者，暂停用药。中性粒细胞计数低于 1.0×10^9/L 者，暂停用药。

（宋　楠）

8. 卵巢癌复发
是大概率事件吗

关键词

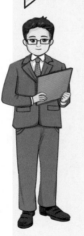

病理类型　维持治疗　生化复发

卵巢癌里最常见、治疗起来也最棘手的就是卵巢上皮性癌。现在，通过手术加上化疗或者靶向治疗，有 80% 的患者能得到缓解。不过，就算在经过治疗肿瘤完全消失的患者中，仍有 70% 的患者可能复发，平均复发的时间在 16~18 个月。

专家说

卵巢不同病理类型的恶性肿瘤复发特点不同，上皮性肿瘤复发高于卵巢性索间质肿瘤，高于生殖细胞肿瘤；病理分化差（低分化、高级别）的肿瘤高于分化良好（高分化、低级别）的肿瘤；晚期肿瘤高于早期肿瘤。

晚期上皮性卵巢癌在初次治疗结束后，评估达到完全缓解或部分缓解后，根据初始治疗是否使用靶向药物及基因检测结果，推荐不同的维持治疗方案（PARP 抑制剂 + 贝伐珠单抗治疗、贝伐珠单抗治疗、PARP 抑制剂治疗）。多项临床试验证实维持治疗可以延缓复发，延长总生存期。少见的卵巢癌，包括交界性肿瘤、透明细胞癌、黏液性癌、低级别子宫内膜样癌或浆液性癌、恶性卵巢性索间质肿瘤、恶性生殖细胞肿瘤及癌肉瘤，根据具体情况选择 PARP 抑制剂或激素作为维持治疗方案。

从肿瘤标志物升高到出现临床复发征象的中位时间是 2~6

个月，现有数据显示生化复发后立即进行治疗并无生存获益。可推荐参加临床试验、延迟治疗，直至出现临床症状立即治疗。在延迟治疗期间，可观察；选择激素治疗或酪氨酸激酶抑制剂（tyrosine kinase inhibitors，TKI）治疗；如果正在使用 PARP 抑制剂治疗，也可在此基础上联合 TKI 治疗。

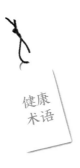

健康术语

完全缓解： 所有肿瘤靶病灶消失，无新病灶出现，且肿瘤标志物正常，至少维持 4 周。

部分缓解： 肿瘤靶病灶最大径之和减少 ≥30%，至少维持 4 周。

生化复发： 仅肿瘤标志物（如 CA125）升高，但无影像学证据证实存在复发病灶。

健康加油站

卵巢癌复发患者的营养支持治疗

复发患者尤其需要加强营养支持治疗，饮食上注意营养均衡，每日能量供给缺乏明确的临床研究数据，一般参照健康人群标准，推荐约为 30kcal/（kg·d）。蛋白质摄入量应 >1g/（kg·d），如果可能，应增加到 1.5g/（kg·d）。如果患者体质指数 <20.5kg/m^2 或 3 个月内体重减轻 >5%，需要进行营养评估。临床上多采用患者主观整体评估（PG-SGA）法，PG-SGA ≥ 4 分提示存在需临床干预的营养不良。如果出现胃肠道症状不能进食或不能持续进食，即使尚未出现明显的营养不良，营养支持治疗也是被推荐的。

（宋　楠）

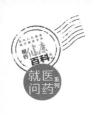

9. 为什么**卵巢癌复发**患者有的可以手术有的只能化疗

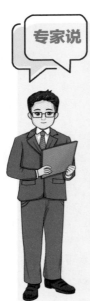

关键词

复发模式　再次肿瘤细胞减灭术　姑息性手术

对于卵巢癌复发患者的治疗方法需要根据患者的病理类型、癌症复发的方式，还有患者的具体情况来决定。医生需要把这些因素都综合考虑进去为患者制定合适的治疗方案。

专家说

上皮性卵巢癌复发后的治疗选择，最关键的因素是复发模式，也是影响复发后生存的重要因素之一。62.1% 的卵巢癌复发以弥漫性腹膜转移为主，而单个病灶和多个相对孤立病灶的复发率分别为 9.9% 和 26.7%。对于卵巢癌复发患者进行手术有两种：一类是为了延长患者生存期进行再次减瘤手术；另一类是为了改善生活质量而进行的姑息性手术。既往未接受化疗的患者，复发后按初治卵巢癌患者处理。

如果患者同时满足复发时间距前次化疗 6 个月或以上，患者体力评估正常，影像学检查评估为局限性病灶，术前评估手术可达无肉眼残留，那么我国及外国研究数据均支持手术是首选的治疗方法。如果患者不满足上述条件，可选择进行化疗 ± 靶向治疗。

再次进行肿瘤细胞减灭术难度较大，需要多学科联合手术，术中有多脏器切除、肠造口可能。只有手术达到无肉眼残留病灶，才能有效改善生存。患者术前需要了解手术切除的范围、接受有永久性肠造口可能。肠造口术后需要时间适应、学习造口护理。熟练掌握造口护理后，正常生活和社交受影响不大。减瘤术后需要辅助化疗 ± 靶向治疗。

对于铂耐药复发患者（复发时间距前次化疗 <6 个月），尚未有临床研究证实再次肿瘤细胞减灭术能提高生存率，建议这部分患者选择参加临床试验和 / 或最佳支持治疗和 / 或复发系统性治疗（化疗、靶向、激素、抗体偶联药物及免疫治疗）。

对于一些少见的卵巢癌患者，选择手术治疗原则同上皮性肿瘤，一些对化疗反应率低的病理类型可适当放宽手术指征。

（宋　楠）

10. **多次复发**且现有治疗获益不大的卵巢癌患者应该怎么办

卵巢癌发生反复复发，每次复发间隔的时间一般会越来越短，尤其是到达铂类化疗耐药之后，再次接受常规治疗可能效果不大。对于

那些体能状态还比较好的患者，可以考虑参加临床试验。而对于那些不能承受癌症治疗的患者，可以考虑进行安宁疗护。

专家说

卵巢癌的治疗需要全程化管理，一旦出现复发，患者往复于治疗、复发、再治疗的循环，从对铂类药物化疗敏感，到化疗耐药，直至无法耐受治疗。出现铂耐药复发（含铂化疗 6 个月内进展）或铂难治复发（含铂治疗有效但停药 4 周内进展），再次化疗的有效率为 19%~26%，尽管化疗联合贝伐珠单抗治疗可将有效率提高至 30.9%，但是疾病得到有效控制的时间仍在缩短。鼓励患者参加临床试验，可能使用到应国家《食品药品监督管理法》的要求在国内开展临床试验的新药或已在国外上市的药物，可以给患者带来新的希望。一些患者经多线治疗后，体力消耗大，无法耐受进一步治疗时，可选择以缓解症状为主的支持治疗。

关键词

铂耐药复发 临床试验 安宁疗护

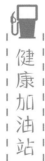

健康加油站

如何获得临床试验信息

临床试验信息可以从经治医院的主管医生处了解，一些医院设置了临床试验门诊或研究型病房门诊以方便患者咨询。医院的通知栏、官网或公众号也可能公布相关信息。可以登录中国临床试验注册中心网站或药监局的药物临床试验登记与信息公示平台查询我国的药物临床试验信息。

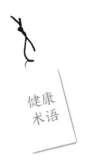

肿瘤治疗的临床试验： 指任何在肿瘤患者身体上进行药物的系统性研究，以证实或揭示试验药物的作用、不良反应或试验药物的吸收、分布、代谢和排泄，以确定试验药物的疗效和安全性。我国现行的临床试验都是在国家药监局获批后，在医院开展的探索性研究。在治疗中，受试者的个人权益应给予充分的保障。

安宁疗护： 是以肿瘤终末期患者和家属为中心，以多学科协作模式进行实践，给予积极和全面的支持治疗，控制患者的痛苦和不适症状，关注其心理、社交及精神需要。提高生命质量，帮助患者舒适、安详、有尊严地离世，最终达到逝者安详，生者安宁，观者安顺的目的。安宁疗护不是放弃治疗，而是把治疗目标从控制疾病进展转为缓解症状。

（宋　楠）

11. 为什么**晚期卵巢癌**患者结束化疗后建议进行**维持治疗**

除了传统的手术和化疗之外，维持治疗目前已经成为晚期卵巢癌治疗全程管理中的一个重要环节，目的是巩固化疗的成果，持续对抗

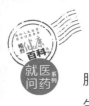

肿瘤，并尽可能提高患者的生存率和生活质量。具体的治疗方案由医生根据患者的个体情况和最新的临床指南来制定。

 专家说

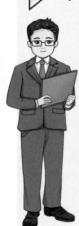

作为一种女性生殖系统常见的恶性肿瘤，卵巢癌一直以来都对女性健康构成严重威胁。其治疗方案主要包括手术和化疗，但这些方法并不能完全消除复发和转移的风险。即使在经过最理想的手术和足量的化疗后，卵巢癌患者仍面临复发的可能性。在一线治疗后，即使卵巢癌患者达到了完全缓解，仍有一大部分会在3年内遭遇疾病的卷土重来，尤其是Ⅲ期以上的晚期患者，复发风险更高。

为了降低复发风险，维持治疗应运而生。维持治疗是指在完成既定的手术或化疗后，患者达到最大限度临床缓解后，继续使用化学药物或靶向药物进行治疗。它的目的是抑制残留的癌细胞，从而降低癌症复发的可能性。通过维持治疗，患者可以提高生活质量，降低疾病复发后需要进一步高强度治疗的可能性。

维持治疗的主要目标是延长患者在没有疾病迹象下的生存时间（即无疾病进展生存期）和总体生存时间。近年来，一些特定药物如多腺苷二磷酸核糖聚合酶［poly（ADP-ribose）polymerase，PARP］抑制剂和贝伐珠单抗在卵巢癌初次治疗后的一线维持治疗以及铂敏感复发性卵巢癌的维持治疗中，表现出显著的疗效。

对于初次治疗的患者，选择何种方案进行维持治疗至关重要。目前，主要通过分子检测对患者的BRCA基因突变状态以及肿瘤的同源重组缺陷状态进行评估，从而选择最合适的维持治疗方案。这种个性化治疗策略有助于提高治疗效果，延长患者的生存期，改善患者的生活质量。

总之，卵巢癌的治疗已取得显著进展，但仍然面临复发和转移的风险。维持治疗作为一种有效的治疗方法，可以降低复发风险，延长患者的生存期。通过分子检测指导个性化治疗，有助于提高治疗效果，为卵巢癌患者带来更好的生活质量和生存前景。在未来，随着医学研究的不断发展，我们可以期待更多创新治疗方法的出现，为卵巢癌患者带来更多希望。

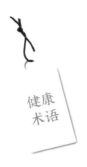

健康术语

铂敏感复发性卵巢癌： 卵巢癌患者在接受含铂类化疗药物治疗达到临床缓解后，经历了超过6个月的无疾病进展期之后，又再次出现病情进展。

（顾　宇）

发现携带 BRCA 基因突变，应该怎么办

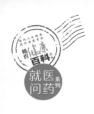

12. 为什么有些**卵巢癌**患者 手术前需先进行**化疗**

关键词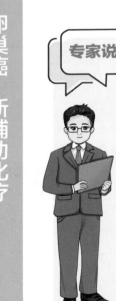

卵巢癌 新辅助化疗

传统上卵巢癌的标准治疗方式是首先进行初始肿瘤细胞减灭手术，术后再辅以联合铂类的辅助化疗。不过在近年来，卵巢癌的治疗管理已发生了巨大的变化，一部分不适合直接手术的晚期卵巢癌患者，可以先进行新辅助化疗，之后再进行间歇性肿瘤细胞减灭手术。

专家说

卵巢癌患者达到理想的肿瘤细胞减灭手术的标准是术后残存肿瘤的直径 ≤ 1cm，最好能达到切除全部肉眼可见的肿瘤。但并非所有卵巢癌患者都适合直接进行手术。对于一部分晚期患者，由于肿瘤病灶已经广泛转移到盆腹腔，合并大量腹水甚至胸腔积液，肿瘤负荷巨大，手术难以切除干净。此外，一部分患者由于年龄较大，身体一般情况较差，或者合并有较多的手术相对禁忌，也不适宜直接进行手术。

在这种情况下，术前新辅助化疗成了一种重要的治疗手段。新辅助化疗的主要目的是通过药物作用，缩小肿瘤的体积，从而使得原本难以完全切除的肿瘤变得可以手术切除。这一方法不仅可以提高手术切除干净肿瘤的成功率，还可以改善患者的一般情况，为手术创造更好的条件。同时，新辅助化疗还可以促使胸腹水吸收，降低手术难度和并发病的发生率。

近年来，一些研究结果表明，针对晚期卵巢癌患者，进行新辅助化疗后再施行间歇性肿瘤细胞减灭手术的最终疗效并不劣于直接进行初始手术。这就意味着，对于部分不适合直接手术的卵巢癌患者，先进行化疗再手术是一种更为合理的治疗策略。

然而，值得注意的是，每个患者的情况都是独特的，治疗决策应由多学科团队根据患者的具体病情、身体状况和个体化需求来制定。在实际操作中，医生会综合考虑患者的年龄、身体状况、肿瘤的分期和扩散情况等因素，为患者制定最适合的治疗方案。

总的来说，新辅助化疗在卵巢癌治疗中的作用不容忽视，它可以为不适合直接手术的患者提供更多的治疗机会，提高治疗的成功率。然而，具体的治疗策略还需根据患者的个体情况进行制定，这需要医生和患者共同探讨，携手对抗疾病。

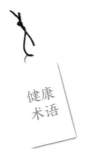

健康
术语

肿瘤细胞减灭术：是对晚期卵巢癌实施的一种手术方式，定义为尽最大努力切除一切肉眼可见范围的肿瘤组织，包括切除全子宫、双侧附件、大网膜、阑尾以及盆腔和腹主动脉旁的淋巴结等组织。

新辅助化疗：也称为先期化疗，是指在对肿瘤实施最主要的治疗方法前进行的化疗。对于卵巢癌而言即指在进行肿瘤细胞减灭术之前进行的化疗。进行新辅助化疗的前提是必须获得肿瘤的细胞学或组织病理学证据。

（顾　宇）

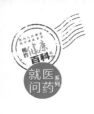

13. 为什么有些卵巢癌患者可以
保留生育功能

　　根据肿瘤治疗的原则，大多数卵巢癌患者需要切除子宫及双侧附件，也就意味着生育功能的永久丧失。不过，对于部分年轻的早期卵巢癌患者，在兼顾肿瘤治疗和生育需求的基础上，可以有条件地保留患者的生育功能。

专家说

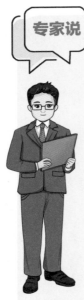

　　近年来，得益于影像学检查技术的发展与血清肿瘤标志物检测的临床应用，都有利于对卵巢癌的病情监测，而生殖医学及生育力保存新技术的发展，从技术层面为生育功能的保存及保护提供了技术保证。目前的医学证据表明，早期卵巢肿瘤患者保留生育功能治疗预后良好。

　　对于符合卵巢癌患者保留生育功能患者的要求，即包括年龄在 40 岁以下、有强烈的生育意愿、自身不存在不孕不育相关因素，患者和家属充分理解保留生育功能的潜在肿瘤复发风险，且具备密切复查随访的条件。同时，还需要由妇科肿瘤专家、生殖医学专家和病理学家等多学科团队会共同评估患者的情况，权衡治疗效果、生活质量与生育能力保留的需求，为患者提供最佳的治疗建议。在保留生育功能的治疗后，需要定期进行严密的随访和监测，确保肿瘤没有复发，并及时调整治疗方案。对于符合条件的患者，需要接受保留生育功能的全面分期手术，对盆腹腔内的情况进行充分的评估。保留生育功能手术会保留子宫，行单侧或双侧卵巢肿瘤切除术或单侧附件切除甚至双侧附件切除。对于卵巢癌患者，保留生育功能的治疗目前主要限于ⅠA期和ⅠB期患者，以及一些特定病理类型的ⅠC期患者，根据具体病理类型的不同，术后是否进行辅助化疗的要求也有差异。

　　需要注意的是，尽管在某些情况下可以对符合条件的卵巢癌患者尝试保留生育功能，但由于每个患者的病情和治疗效果都是个体化的，医生需要综合考虑各种因素来做出最佳决策。因此，保留生育功能的决定应由医疗专业人员根据最新的临床指南和个体患者的具体情况来做出。卵巢癌患者保留生育功能后生育时机的选择也十分重要，在兼顾化疗药物毒性及肿瘤复发高峰风险的情况下。无需化疗的患者在术后应该尽快妊娠，需化疗的患者应该在停用化疗药物 6~12 个月后再妊娠。

（顾　宇）

二

子宫内膜癌

14. 为什么绝经后出血患者需进行宫腔镜下**诊断性刮宫**

正常情况下，绝经后的女性随着卵巢功能衰退，雌激素分泌的枯竭，不能刺激子宫内膜的生长致月经停止。如果绝经后出现阴道出血，我们称之为异常子宫出血，最常见原因为子宫内膜来源的病变。

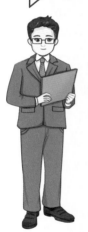

绝经后出血可来源于阴道、宫颈及子宫，常见原因中良性疾病包括老年性阴道炎、宫颈息肉、子宫肌瘤、子宫内膜息肉等，恶性疾病中包括阴道恶性肿瘤、宫颈恶性肿瘤、子宫内膜恶性肿瘤及输卵管卵巢恶性肿瘤等，最常见原因为子宫内膜来源的病变。对于绝经后异常子宫出血，需要利用手术器械刮取子宫内膜和宫腔内组织，并将刮取组织送病理学检查，以明确诊断。传统的诊断方法系采用诊断性刮宫，但因其为盲视下操作，可因病变组织过少而未能全面取材不够准确，对判断病变是否累及宫颈也不够准确，常有10%~35%的漏诊率。

而宫腔镜辅助下的诊断性刮宫手术，对减少漏诊及提高诊断准确率较传统的诊断性刮宫手术有明显优势。宫腔镜检查可直视下全面评估宫颈管、子宫腔及输卵管开口情况，同时可作为"导航"定点活检发现可疑病变，提高子宫内膜癌及癌前病变的诊断率。

绝经后出血 诊断性刮宫

宫腔镜在子宫内膜癌诊断的应用中一直存在争议，认为膨宫介质有导致肿瘤细胞经输卵管进入盆腹腔的潜在风险。有研究认为，宫腔镜检查会增加腹腔细胞学的阳性率，也有研究认为，宫腔镜检查前后的腹腔细胞学阳性率差异无统计学意义。腹腔积液细胞学阳性的处理也存在争议，没有足够的数据说明腹腔细胞学阳性与复发风险和治疗效果直接相关，因而，国际妇产科联盟（International Federation of Gynecology and Obstetrics，FIGO）在 2009 年子宫内膜癌手术 - 病理分期中已删去腹腔积液细胞学这项指标。腹腔积液细胞学阳性也不影响子宫内膜癌的治疗决策。因此我们认为，宫腔镜可以作为诊断和评估早期子宫内膜癌的常规检查手段，尤其对于病变局限的患者。对于早期子宫内膜癌患者来说，宫腔镜下子宫内膜活检是一种安全可靠的诊断方法，但要注意宫腔压力要低于 80mmHg（1mmHg=0.133kPa）。宫腔镜技术作为妇科微创技术最成功的代表之一，对于绝经后出血患者强烈建议宫腔镜下诊断性刮宫。

（李　蓉）

15. 为什么有些**子宫内膜癌**
患者术后还需要进行放化疗

对于子宫内膜癌的治疗，早期患者以手术治疗为主，术后需要根据病理检查结果及分子分型的结果对复发转移风险高的早期患者补充放化疗，而中晚期子宫内膜癌患者除外科手术治疗外还需要联合放疗、化疗、靶向或免疫治疗等多种治疗的手段，以期提高子宫内膜癌患者的治愈率，减少复发转移的风险。

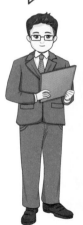

子宫内膜癌通常采取国际妇产科联盟（FIGO）子宫内膜癌手术 - 病理分期，通过全面分期手术对子宫、输卵管、卵巢及淋巴结等进行病理学评估，结合病理类型、肌层浸润深度、淋巴脉管是否受累、有无子宫内膜样癌伴微囊性伸长及碎片（MELF）式浸润等形态学表现以及侵犯的范围分为 Ⅰ~Ⅳ期。随着分子分型的推广，2023 年 FIGO 分期也结合分子分型的结果对 Ⅰ~Ⅱ 期子宫内膜癌进行了相应的分期修订。不同分期的子宫内膜癌的治疗方案、预后是不同的，准确的分期及分子分型结果是子宫内膜癌精准治疗的基础。

对于早中期子宫内膜癌，治疗方案以手术治疗为主，根据术前病理及影像评估需要行全面分期手术或

者用前哨淋巴结定位切除结合病理学超分期替代淋巴结系统切除。部分早期患者通过手术治疗可以达到临床治愈，部分患者根据分期及分子分型结果需要补充治疗减少复发转移风险，包括放疗（阴道近距离放射治疗、盆腔外照射治疗）和/或辅助化疗。另外也有部分患者因良性疾病切除子宫，术后意外发现子宫内膜癌，对于意外发现子宫内膜癌的患者通常需要补充治疗，手术和/或放化疗。对于晚期子宫内膜癌患者手术切除能减少肿瘤负荷，缓解症状，是改善患者预后和生活质量的重要手段。但常需要对手术治疗的实施进行全面评估，如果评估直接手术难度大肿瘤难以切净，可选择新辅助化疗后待肿瘤缩小再进行手术治疗，尽可能切净肉眼可见的肿瘤。术后再联合放疗、化疗、靶向/免疫治疗等多种治手段。

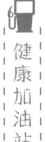

健康加油站

子宫内膜癌的治疗以手术治疗为主，放疗和化疗是常用的辅助治疗方式。早期的子宫内膜癌患者，如果肿瘤分化差，深肌层浸润，其发生远处转移风险增加。一项汇总了两项随机试验（NSGO-EC-9501/EORTC-55991 和 MaNGO ILIADE-Ⅲ）结果的 Meta 分析探讨在具有危险因素（分化 G3 或深肌层或不良组织学类型）的患者中，联合辅助以铂类为基础的化疗与外放射治疗价值，发现外放射治疗联合化疗可显著增加 9% 的无进展生存率 [5 年分别为 69% 与 78%；风险比（HR）为 0.63]，而 5 年总体生存率有提高 7% 的趋势（75% 与 82%；HR 0.69，P=0.07）。另外，基于 GOG122、PORTEC-3 和 GOG258 三项临床试验的研究结果显示，对 Ⅲ～Ⅳ 期子宫内膜样癌术后辅助治疗包括全身化疗的患者无论 PFS 还是 OS 都显示出生存获益。

（李　蓉）

16. 为什么建议子宫内膜癌患者进行**分子分型检测**

传统的 Bokhman 分型及 WHO 组织病理学分型至今仍广泛用于临床工作中，但长期的临床实践发现，子宫内膜癌异质性大，相同亚型的患者会出现不同预后的情况。越来越多的学者认为传统的分型方式难以满足临床需求，尤其是在指导个体化精准治疗方面。2013 年，癌症基因组图谱计划（the cancer genome altals，TCGA）从分子水平的层面首次提出了子宫内膜癌的分子分型的概念，将子宫内膜癌划分为 4 类具有独特分子特征及具有预后意义的亚型：① POLE 超突变型；②微卫星不稳定性（microsatellite instability，MIN）；③低拷贝数型；④高拷贝数型。分子分型的提出为预测患者临床结局、指导个体化治疗提供了依据。

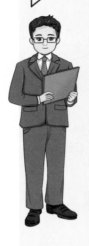

基于多组学的 TCGA 分子分型检测技术虽然在评估预后指导个体化治疗方面具有优势，然而测序技术费用昂贵，分析过程冗长复杂，临床应用性差，难以普及。目前，临床上推广使用的是 WHO 于 2020 年推出的简化版替代性子宫内膜癌分子分型方案。即结合免疫组化 p53 异常染色来替代识别高拷贝数的肿瘤，应用免疫组化检测 4 种最常见的错配修复复合物核心蛋白（包括 MLH1、PMS2、MSH2、和 MSH6 蛋白）的表达情况用于检测 MIN 肿瘤。子宫内膜癌的分子分型根据患者不同的预后情况，分为 4 种亚型：POLE 突变型、MIN-H/MMR 缺陷型（mismatch repair，MMR）、低拷贝数型和高拷贝数型。

（1）POLE 突变型：许多研究者认为 POLE 突变可作为一项提示 EC 良好预后的指标，对有生育要求的年轻女性可采取保守治疗。形态学上，POLE 突变型 EC 富含过表达程序性死亡因 1（PD-1）和程序性死亡因子配体 1（PD-L1）的肿瘤浸润淋巴细胞，提示该型是 PD-1 或 PD-L1 抗体免疫治疗的候选亚型。

（2）MIN-H/MMR 缺陷型：MIN 普遍认为是林奇综合征的特征性遗传学标志。林奇综合征女性患者终生罹患子宫内膜癌和结直肠癌的风险基本持平，约 60%，并常以子宫内膜癌为首发临床表现。且林奇综合征是目前唯一已知的遗传性子宫内膜癌的病因，所以对这组患者仍应采用积极的手术治疗。有研究显示年轻的 MIN 子宫内膜癌患者预后不好，但近几年发现 PD-1 单抗 pembrolizumab 对 MIN EC 的疗效高于 MMR 完善的 EC，可显著改善 MIN 患者的预后，提示 MIN EC 可能是 PD-1/PD-L1 阻断治疗的获益人群。

（3）低拷贝数型：拷贝数变异被定义为基因组部分重复的现象。低拷贝数型代表了大部分 G1 和 G2 子宫内膜样腺癌，在所有亚型中具有中等预后，该型 EC 中 *TP53* 极少发生突变，但 Wnt 信号通路基因（*CTNNB1*、*K-RAS* 和 *SOX17*）及 *PTEN*、*PIK3CA* 和 *ARID1A* 基因中均存在频繁突变。此外，CTNNB1 突变的早期低级别 EC 更具侵袭性，因此具有 CTNNB1 突变的 EC 患者可能从更积极的治疗中获益。

（4）高拷贝数型：高拷贝数型 EC 特征是出现高频的 *p53*、*PIK3CA* 和 *PPP2R1A* 等基因突变，而 *PTEN* 和 *KRAS* 基因突变罕见。TCGA 数据库显示，高拷贝数型组在形态上几乎包含所有浆液性腺癌（97.7%）、高级别子宫内膜样腺癌（19.6%）、低级别子宫内膜样腺癌（5%）和混合型子宫内膜癌（75.0%），患者大都预后不良。

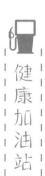

健康加油站

子宫内膜癌的分子分型具有很好的客观性和可重复性，其具有预测预后及指导治疗的作用，已成为常规诊疗的一部分。最新指南建议所有子宫内膜癌患者均应完善分子分型检测，分子分型会对某些早期子宫内膜癌患者进行升分期或降分期，避免过度治疗或治疗不足，为子宫内膜癌患者制定最佳的精准治疗方案。当然，现有的分子分型体系并非对所有病理亚型存在临床预后和治疗反应的高度一致性，还有待进一步研

究。基于分子分型的子宫内膜癌的分层管理是实现精准化个体化诊疗的重要基础。

（李　蓉）

17. 为什么说**子宫内膜癌**
分为Ⅰ型和Ⅱ型

在 1983 年，Bokhman 根据子宫内膜癌和雌激素的关系、病理学的特点以及患者的预后等因素，把子宫内膜癌分成了Ⅰ型和Ⅱ型。这种分类方法在过去几十年里被广泛用于临床实践中。

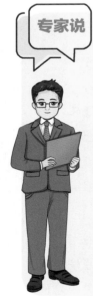

专家说

　　Ⅰ型即激素相关性子宫内膜癌，占子宫内膜癌发病的 80%~90%，多发生于年轻女性，常合并有肥胖、高血压、糖尿病、高脂血症等，组织学类型主要为子宫内膜样腺癌，疾病进展相对缓慢，预后较好，通常激素治疗效果好，临床常采用高效孕激素进行治疗，包括醋酸甲羟孕酮、甲地孕酮、地屈孕酮等。从分子水平看，Ⅰ型子宫内膜癌常伴有抑癌基因 PTEN 失活、癌基因 K-RAS 突变、β-catenin 激活、微卫星不稳定性（MIN）及 *PIK3CA*、*ARID1A* 基因突变等。这些基因的异常改变可造成 PI3K 通路、MARK 通路、Wnt/β-catenin 通路的信号转导异常，导致细胞异常及肿瘤发生。

Ⅱ型即非激素相关性子宫内膜癌，常见于绝经后老年妇女，通常发病年龄晚，主要组织学类型为特殊病理类型，包括浆液性腺癌和透明细胞腺癌，发病率为 10%~20%，其分化差、侵袭性强、恶性度高，容易发生转移，对放化疗不敏感、治疗效果差、预后差。Ⅱ型子宫内膜癌中，抑癌基因 p53 突变和癌基因 HER2 过表达是其主要的基因变化，其次为 *PPP2R1A*、*p16*、*IMP3* 基因突变等。

传统的 Bokhman 分型和 WHO 组织学分类揭示了子宫内膜癌最常见的临床病理表现，广泛用于日常工作中，包括中国肿瘤整合诊治指南在内仍推荐二分类法，并取得较为一致性的认可。但经过长期的临床实践发现，子宫内膜癌异质性大，传统分型和组织学分类的各型之间镜下常重叠，如高级别 EC（G3 子宫内膜样腺癌和浆液性癌）。相同亚型的子宫内膜癌会出现预后不同的情况。

因此，越来越多学者认为传统二分类法及组织学分类难以满足临床要求，尤其在指导个体化精准治疗方面用途更有限。目前所有指南均建议，如果经济条件允许、建议所有初治子宫内膜癌患者均建议行分子分型检测，并建议根据分子分型及病理检查结果进行风险分层，指导后续治疗及随访方案。

（李 蓉）

18. 为什么有些年轻的子宫内膜癌患者可以进行**药物保守治疗**

子宫内膜癌（endometrial cancer，EC）是女性生殖道常见恶性肿瘤，约 25% 的患者发生在绝经前，3%~5% 的患者发病年龄小于 40 岁，并且近年来年轻子宫内膜癌患者发病率呈上升趋势。约 80% 的年轻子宫内膜癌为 I 型（雌激素依赖型），雌激素受体（estrogen receptor，ER）和孕激素受体（progestrogen receptor，PR）表达阳性，分化良好，多为高分化（G1），病变进展缓慢，预后好。子宫内膜癌患者的临床及病理特征是年轻子宫内膜癌患者保留生育功能的基础。

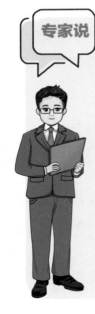

专家说

保留生育功能的子宫内膜癌并非标准治疗，需要通过严格选择并完全满足以下条件：①年龄 ≤ 40 岁，有强烈的生育愿望；②病理组织类型为子宫内膜样腺癌，高分化（G1）；③影像学检查证实肿瘤局限在子宫内膜；④ ER、PR 均阳性表达；⑤分子分型为 POLE 突变型 / 非特殊分子亚型（no specific molecular profile，NSMP）；⑥无孕激素治疗禁忌证；⑦治疗前经遗传学和生殖医学专家评估，无其他生育障碍因素；⑧签署知情同意书，并有较好的随访条件。

局限于内膜无肌层受侵的子宫内膜癌可通过宫腔镜进行直接刮宫手术或直视下切除肿瘤，术后予以药物治疗。保留生育功能的子宫内膜癌患者通常采用以孕激素为基础的药物治疗。通过口服高效孕激素（醋酸甲羟孕酮、甲地孕酮、地屈孕酮）及安置左炔诺孕酮子宫内装置等治疗。治疗期间，每 3~6 个月进行 1 次子宫内膜病理学检查评估，推荐宫腔镜检查评估子宫内膜。如果激素治疗期间病情进展或治疗 6~12 个月子宫内膜癌仍持续存在者，建议手术治疗。

对于需保留生育功能的患者，开始治疗前应全面评估肿瘤情况，建议由有经验的病理医生评估确认病理类型为高分化的内膜样腺癌；增强盆腔磁共振检测（首选）或经阴道超声显示肿瘤局限于内膜层，影像学检查无宫外转移病灶，没有内分泌药物治疗的禁忌证，治疗前建议咨询生殖专家，充分告知保留生育功能治疗所存在的风险。最新指南推荐由病理学家对保育的内膜癌患者进行分子分型检测及结果判定。POLE 突变型临床预后好，进展风险较低，适合保育治疗。低拷贝数型（CNL）患者，也称 NSMP 型，有可能从内分泌治疗获益。微卫星高度不稳定性（MIN-H）患者存在错配修复功能缺陷，应进一步检测是否存在林奇综合征，此时谨慎进行保育治疗。高拷贝数型（CNH），也称 p53 突变型，不适合保留生育功能治疗。

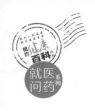

基于以上特点，对于有生育要求的年轻早期子宫内膜癌患者，可以保留生育功能治疗。但应重视治疗前及治疗中的综合评估、治疗方案的选择和随访，根据病情变化，及时调整治疗策略，重视肿瘤的预后，保障患者生命安全。

（李　蓉）

19. 为什么有些子宫内膜癌患者可以进行**前哨淋巴结切除**

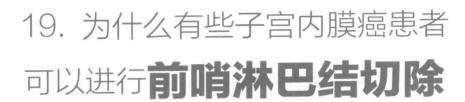

淋巴结转移是子宫内膜癌 FIGO 手术 - 病理分期的重要指标，也是评估预后和指导术后辅助治疗的依据。因此，子宫内膜癌分期手术要求行系统盆腹膜腔淋巴结切除术。早期子宫内膜癌淋巴结转移率低，系统淋巴结切除术会带来诸多手术并发病，严重影响患者术后生活质量。前哨淋巴结是原发肿瘤发生淋巴结转移所必经的第一站区域淋巴结。也就是说，肿瘤细胞只有突破了第一站淋巴结的堡垒，才有可能往后面的淋巴结区域转移。因此，通过对前哨淋巴结的检测来评估区域淋巴结的状态，由此可使淋巴结无转移的患者免于接受系统淋巴结的切除，达到减少损伤和避免手术并发病的目的。

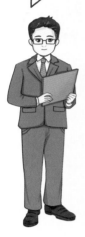

如何准确评估淋巴结转移情况是临床需要解决的问题。美国妇科肿瘤学组的研究显示，临床分期为 I 期的子宫内膜癌患者盆腔和腹主动脉旁淋巴结转移的总体风险分别为 9% 和 6%，其中高分化子宫内膜癌的风险则分别为 3% 和 2%，肿瘤病灶局限于子宫内膜层的淋巴结转移率更低，约为 1%。另有研究表明系统淋巴结切除的早期子宫内膜癌患者并未显著改善生存，反而增加淋巴结切除术后相关并发病（如淋巴水肿、淋巴囊肿、乳糜漏、蜂窝织炎、血管损伤和神经损伤等）的发生率，影响患者的生活质量。因此，大多数患者不能从淋巴结切除手术中获益，却要承担相关并发病的风险。

近年来，前哨淋巴结（sentinel lymph node, SLN）标记活检术逐渐被用于子宫内膜癌。SLN 是原发肿瘤发生淋巴结转移时，引流的第一站淋巴结。SLN 标记活检术能快速和准确地评估腹膜后淋巴结的状况，避免大范围的淋巴结清扫。同时，SLN 标记有助于发现更隐匿的转移淋巴结，特别是仅存在微小转移灶（micro-metastases）的淋巴结。FIRES 前瞻性临床研究中，利用 SLN 标记技术识别子宫内膜癌转移淋巴结的敏感度（发生淋巴结转移的病例中，由 SLN 标记术识别出来的病例占所有发生淋巴结转移病例的比例）为 97.2%，阴性预测值高达 99.6%，显示出 SLN 应用于 EC 的可靠性。国内 ICG 和纳米碳联合示踪可达到 95% 的总检出率。

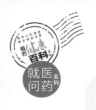

目前，NCCN 指南推荐 SLNB 应用于子宫内膜癌的循证医学证据为 2A 级，建议：①术前评估病灶局限于子宫体的子宫内膜癌患者淋巴结状态，术中应先行 SLNB，临床可疑阳性的淋巴结应同时切除，对于 SLN 显影失败的患者应行系统淋巴结切除术；②宫颈注射生物活性染料、荧光染料以及示踪剂联合示踪法可有效应用于子宫内膜癌 SLNB；③切除的 SLN 除行常规 H&E 染色病理检查外，推荐有条件的医院行"超分期"病理检查，将假阴性率控制到最低；④早期低危子宫内膜癌 SLNB，具有微创和较好的肿瘤安全性，可以代替系统性淋巴结切除术，建议推广应用。

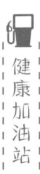

健康加油站

对 SLN"超分期"病理评估可减少淋巴转移漏检率，特别是低体积转移的漏检。SLN 低体积转移有可能成为评估预后和指导术后辅助治疗的危险因素。SLNB 在低危子宫内膜癌的应用主要是减少手术创伤，而在高危子宫内膜癌的价值则在于指导术后个体化治疗。低危子宫内膜癌患者行 SLNB 已达成共识，而高危子宫内膜癌患者是否在行 SLNB 的同时行系统淋巴结切除尚存争议，有待进一步研究。

（李　蓉）

20. 为什么早期子宫内膜癌患者手术后还需**定期复查**

对于早期子宫内膜癌，手术是主要的治疗方法，有些患者手术后可能还需要接受辅助放疗和/或化疗。这些治疗可能会有一些并发病，可能会在较长一段时间里影响到患者的生活质量。虽然规范的治疗可以帮助一部分患者达到长期生存，但还是有一些患者可能会出现复发或者转移。所以，医生需要通过患者的长期生存情况来评估治疗效果。定期复查，及时了解病情的变化是很重要的，包括看有没有出现复发、是否出现新的肿瘤以及治疗并发病等情况。

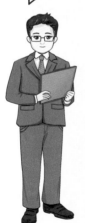

问卷调查发现，接受过盆腹腔淋巴清扫术和前哨淋巴结活检的子宫内膜癌患者，下肢淋巴水肿的发生率分别是 41% 和 27%，常在术后数周到一年内出现。接受过外照射放疗的患者有 51% 报告发生下肢淋巴水肿，明显高于无外照射者，肥胖者更容易发生淋巴水肿。淋巴水肿早期多在较长时间站立或行走后出现，抬高下肢休息后可缓解。严重者仍渐发生患侧肢体皮肤组织皮革化、活动功能受限、严重影响患者生活质量。考虑手术和/或放疗引起的下肢淋巴水肿，应督促患者及早就诊专科进行淋巴水肿管理，治疗的方法包括手法淋巴引流、压力绷带或者压力袜、功能锻炼、皮肤护理等。

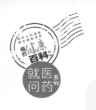

因此，早期子宫内膜癌术后仍需要规范随访。随访的目的是一方面通过合理的综合调理，降低肿瘤治疗相关并发病对患者长期生活质量的影响，并帮助患者逐步回归社会；另一方面研究显示多数复发出现在治疗的前3年内，故应该每3~6个月复查1次，之后每半年1次，5年后每年1次。通过适当的医学监测，包括询问病史、体格检查、肿瘤标志物的检测及影像学检查，及早发现肿瘤复发或相关第二原发肿瘤，并及时干预处理。

健康加油站

有文献报道，75%~95%的子宫内膜癌患者在术后2~3年内复发，同时研究已发现罹患子宫内膜癌或结直肠癌的患者，发生第二原发肿瘤标准化发病率比（standardized incidence ratio，SIR）为2.98，诊断年龄在60岁以下的患者罹患第二原发肿瘤的SIR为5.47，风险明显高于普通人群。第二原发肿瘤发生风险高可能和患者的生活方式、环境因素、肥胖等相关，遗传性因素比如错配修复基因突变可能也起一定作用。约有3%子宫内膜癌患者与遗传性基因突变相关，以林奇综合征最为常见。林奇综合征患者终生患癌风险明显高于一般人群，包括结直肠癌、子宫内膜癌、卵巢癌、乳腺癌、胃癌及胰腺癌等。通过规范随访可早期发现子宫内膜癌的复发及第二肿瘤的发生、早期干预、提高患者生活质量。

（李　蓉）

21. 子宫内膜癌会**遗传**吗

大部分子宫内膜癌是偶发的，但大约有 5% 的病例是遗传性的。其中最常见的遗传性子宫内膜癌病例是林奇综合征，这种病通常与错配修复（mismatch repair，MMR）系统的基因突变有关。还有其他一些遗传性病例，比如主要与 PTEN 基因突变相关的多发性错构瘤综合征。遗传性子宫内膜癌的患者的平均发病年龄要比偶发性患者小 10~20 岁。

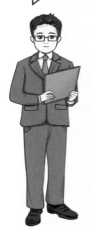

林奇综合征是一种常染色体显性遗传性疾病，患者及其家族成员具有 DNA MMR 系统（*MLH1*、*MSH2*、*MSH6* 和 *PMS2*）之一或 *EPCAM* 基因的胚系突变。林奇综合征也是最常见的遗传性结直肠癌综合征，患者 80 岁前患结直肠癌的风险为 8.7%~61.0%，女性患子宫内膜癌风险为 21.0%~57.0%，患卵巢癌风险为 1.0%~38.0%。此外，患者发生胃、小肠、肝、胆和泌尿系统恶性肿瘤的风险也较普通人群增加。

多发性错构瘤综合征是一种常染色体显性遗传病，主要由 PTEN 的胚系致病性变体引起，发病率极低。其特征是涉及起源于所有 3 种胚层的组织的多发性错构瘤，并具有乳腺癌、甲状腺癌、子宫内膜癌、肾癌和结肠癌的高风险。成人发病的小脑发育不良性神经节细胞瘤也被认为是有特殊病征特征的。

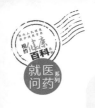

在条件允许时，建议对所有子宫内膜癌患者行林奇综合征筛查。在条件有限时，至少对以下子宫内膜癌患者进行林奇综合征筛查。

（1）在 ≤ 60 岁时被诊断为子宫内膜癌。

（2）任何年龄被诊断为子宫内膜癌，同时具有以下一个或几个危险因素：患者本人同时或先后患有林奇综合征相关癌症；一位一级亲属在 60 岁或更年轻时患林奇综合征相关癌症；病理学检查强烈提示林奇综合征相关癌症。

针对子宫内膜癌组织进行林奇综合征的筛查，包括采用免疫组织化学检测肿瘤组织 MMR 蛋白，或检测肿瘤组织微卫星不稳定性（microsatellite instability，MIN）。如果一个或多个 MMR 基因产物表达缺失或高 MIN（MIN-high，MIN-H）时，均应高度怀疑林奇综合征的可能性，建议患者接受遗传咨询，必要时进行基因检测以明确诊断。如免疫组织化学检查未见 MMR 蛋白表达缺失，但根据患者的家族史或其他情况高度怀疑林奇综合征时，也应建议患者进行遗传咨询和进一步检查。肿瘤组织 MMR 免疫组织化学检查和 MSI 检测对林奇综合征筛查的敏感性均能达到 90% 以上，但免疫组织化学检查更为简便，且成本较低。

对已确诊林奇综合征的患者管理，应进行长期的监测和健康管理，并采取预防措施，及早发现癌前病变，降低林奇综合征相关恶性肿瘤的发病风险和死亡率。

首先应进行充分的健康教育，让患有林奇综合征的女性认识到罹患子宫内膜癌、结直肠癌、卵巢癌和其他恶性肿瘤的风险。

对子宫内膜癌的筛查，一般可以从 35 岁开始监测，亦可根据患者特定基因突变类型和家族史，来确定开始监测子宫内膜的年龄。建议每年进行子宫内膜取样或经阴道超声检查监测子宫内膜情况。并建议定期进行肠镜检查，以降低患结直肠癌的风险。

携带胚系 *MLH1*、*MSH2*、*MSH6* 基因突变的女性，完成生育后，可考虑在 40 岁之前接受预防性的子宫和双附件切除，以降低子宫内膜癌和卵巢癌的发病风险。这类患者术后可采用激素替代治疗，直至自然绝经年龄。在未切除子宫和双侧附件之前，林奇综合征的女性患者可使用口服避孕药，以降低子宫内膜癌和卵巢癌的发病风险。口服阿司匹林有助于预防林奇综合征结直肠癌的发生。

（李　蓉）

宫颈癌

22. 什么是**人乳头瘤病毒**

人乳头瘤病毒（human papilloma virus，HPV）是一种 DNA 病毒，已经发现的 HPV 基因型超过 225 种，其中 40 多种能感染人的表皮和黏膜黏膜，引发多种良性病变和肿瘤。某些特定类型的 HPV 主要通过性接触传播，因此被视为性传播疾病（sexually transmitted disease，STD）的病原体之一。

HPV 只存在于人类中，主要通过直接接触传播，包括性接触，以及间接接触，例如通过被病毒污染的物品。新生儿也可能在出生过程中通过母亲的产道感染 HPV。不同类型的 HPV 会影响身体的不同部位，引发不同的疾病。

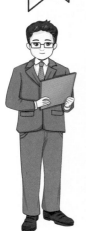

根据感染部位的不同，HPV 可分为嗜皮肤性和嗜黏膜性两类。嗜皮肤性 HPV 主要导致皮肤的良性病变，如扁平疣和跖疣；嗜黏膜性 HPV 则常导致生殖器、肛周和口咽部位的良性或恶性病变，如尖锐湿疣、宫颈癌和头颈部癌症等。HPV 还根据致癌性分为低危型和高危型，如 HPV6 和 11 型通常可引起尖锐湿疣，而 HPV16 和 HPV18 型则与宫颈癌、阴茎癌等生殖器癌症密切相关。此外，HPV DNA 也在皮肤癌、肺癌和直肠癌等疾病中被检出。

HPV 的持续感染可能导致免疫功能下降，因此对 HPV 进行筛查和消除持续感染非常重要。HPV 检测

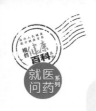

方法多样，包括醋酸白实验、组织学检查、电镜、免疫学和免疫组化等。其中，组织学检查对 HPV 感染具有诊断价值，核酸检测用于 HPV 的分型，而血清学诊断能检测血清中的抗体。HPV 检测在宫颈癌筛查中扮演着关键角色，显著提高了宫颈癌和癌前病变的检出率。

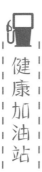

健康加油站

接种 HPV 疫苗是一种可有效预防 HPV 感染的方法。此外，加强性安全教育，避免不洁性行为对控制 HPV 感染和减少宫颈癌的发生至关重要。HPV 感染者应保持洗浴器具的清洁，避免带有 HPV 渗出物污染公共环境。由于 HPV 具有较强的抵抗力，可在干燥环境中长期保存，但经高温和 2% 戊二醛处理可灭活。因此，适当的消毒措施对预防 HPV 感染也很重要。此外，吸烟、饮酒和个人的免疫状况也是 HPV 感染的风险因素。因此，养成良好的生活习惯，维持健康的生活方式对避免 HPV 感染至关重要。

（边　策）

23. 为什么建议女性注射 **HPV 疫苗**，最推荐的年龄是什么

HPV 感染在全世界范围内非常普遍，能引发很多不同的健康问题。尤其是宫颈癌，它绝大多数由 HPV 引起，仍然是全球最常见的女性恶性肿瘤之一。根据 2020 年的统计数据，全世界新增宫颈癌病例大约 604 000 例，还有大约 432 000 人因患这种癌症去世。此外，HPV-6 和 HPV-11 型还可能导致生殖器疣，这是一种常见的性传播疾病，可能自然消退或反复发作，通常还会伴随着疼痛，以及一些心理上的问题，比如焦虑、抑郁和自杀倾向。

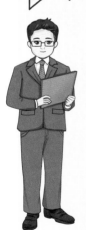

专家说

HPV 感染不仅给女性的身心健康带来巨大影响，还对全球各国造成了重大的疾病和经济负担。因此，预防 HPV 感染是一项紧迫的公共卫生任务。接种 HPV 疫苗是预防 HPV 感染的有效方式，可预防宫颈癌。临床试验显示，HPV 疫苗的保护效力高达87.3%~100.0%。

目前市面上有 3 种主要的 HPV 疫苗：二价、四价和九价。二价疫苗主要针对 HPV-16 和 HPV-18型，这两种型别与宫颈癌密切相关，适用于 9~45 岁的女性，需接种 3 针，分别在第 0、1、6 个月。四价

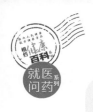

疫苗则包含 HPV-16、HPV-18、HPV-6 和 HPV-11 型，能降低宫颈癌和生殖器疣的风险，适用于 9~45 岁的女性，接种 3 针，分别在 0、2、6 个月。九价疫苗覆盖四价疫苗中的 4 种型别以及另外 5 种高风险型别，包括 HPV-31、HPV-33、HPV-45、HPV-52 和 HPV-58，自 2022 年起，九价疫苗同样适用于 9~45 岁的女性，接种周期与四价疫苗相同。

世界卫生组织（WHO）推荐的 HPV 疫苗接种主要目标人群为 9~14 岁的少女，次要目标人群为 15~45 岁的女性及男性。不同国家和地区根据自身的医疗卫生和经济条件制定不同的接种年龄。在中国，城市女性的初次性行为中位年龄为 22 岁，农村为 21 岁，而超过 10% 的 15~19 岁女性已有性生活。研究表明，9~14 岁的女孩接种两剂国产双价 HPV 疫苗即可获得与三剂接种相同的免疫效果。因此，推荐 13~15 岁的女孩在首次性行为前接种 HPV 疫苗以获得最大化的益处。中国专家共识建议，优先推荐 9~26 岁女性接种 HPV 疫苗，特别是未满 17 岁的女性；同时，也推荐有条件的 27~45 岁女性接种 HPV 疫苗。

（边　策）

24. **HPV 阳性**的女性
还能打 HPV 疫苗吗

HPV 感染在全球范围内极为普遍，尤其对女性的影响显著。研究显示，将近有一半的女性在第一次发生性行为后就会感染 HPV。而在一个人的一生中，有 80%~90% 的可能性会感染这种病毒，有超过 90% 的感染者在 3 年内能自行清除掉病毒。但是，关于这种清除是完全消灭病毒还是仅仅将病毒量降低到检测不出来的水平，这个问题目前还没有定论。HPV 有很多方法可以逃避我们身体的免疫系统，所以，一小部分人会成为持续性的感染，特别是在高危型的 HPV 中比较常见，可能会导致癌前病变，甚至发展成癌症。

在中国，25~45 岁女性的 HPV 感染率高达 19%。在 HPV 感染者中，多数为单一类型的感染。HPV 感染的两个高峰期分别出现在 20~25 岁和 40~45 岁。通常来说，20~25 岁的感染者大多是暂时性感染，而 40~45 岁的感染者则通常与免疫功能下降有关，她们的身体免疫力可能不太能清除新的或者持续存在的感染，有时候甚至之前潜伏的感染也会被激活，因此经常成为持续性感染。

尽管女性可能已经感染了 HPV，但接种 HPV 疫苗仍然是一个明智的选择。HPV 有多种型别，而 HPV 疫苗（如二价、四价或九价疫苗）能够针对多个不同的 HPV 型别提供保护。即使对某一型别呈阳性，疫苗仍可预防其他尚未感染的型别，特别是那些与宫

颈癌等疾病密切相关的高危型别。此外，尽管自然感染 HPV 可能产生一定程度的免疫反应，但这种免疫力通常不足以防止同一型别的再次感染。疫苗通过强化免疫反应，有助于提供更强的保护，降低再次感染的风险。

HPV 疫苗已被证明能有效预防与 HPV 相关的宫颈癌前病变和宫颈癌。即使是已经感染 HPV 的女性，接种疫苗也可以帮助预防由其他高危型 HPV 引起的癌前病变和癌症。疫苗提供的保护作用具有长期性，尤其在未开始或刚开始性活动的年轻女性中更为明显。重要的是，HPV 疫苗不能治疗已经存在的 HPV 感染或由 HPV 感染引起的疾病。因此，所有女性应定期进行宫颈癌筛查，这对于早期发现和治疗宫颈癌至关重要。

（边　策）

25. 为什么注射 HPV 疫苗后还要进行**宫颈筛查**

目前，不论接种了哪种 HPV 疫苗，都不能完全杜绝癌前病变的发生，所以即使注射了 HPV 疫苗，仍然需要定期做宫颈检查。

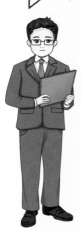

HPV 疫苗是减少 HPV 感染的重要手段。它能有效降低感染率，但并非完美。其限制因素包括：对未曾接触过疫苗相关 HPV 型别的人群保护效果较佳，但对已有感染或具有相关危险因素（如多性伴、既往感染、免疫缺陷等）的人群有效性较低；目前仅研发出预防性 HPV 疫苗，它主要通过诱导机体产生中和抗体来防止 HPV 感染，无法治疗已有的 HPV 感染或改变疾病的进展及预后，因此即便接种疫苗后，仍需进行规范的宫颈筛查。

此外，部分宫颈癌可能与 HPV 无关，这类非 HPV 相关性宫颈癌的诊断更为复杂，漏诊率较高，预后不佳。此外，自 2006 年 HPV 疫苗上市以来，虽有长期研究结果证实其 10 年以上的保护效力，但尚无证据表明疫苗可提供终身保护。目前已知的 HPV 基因型超过 225 种，其中 40 多种对人类致病，但 HPV 疫苗所含型别有限。因此，即使接种了 HPV 疫苗，仍存在对非疫苗型别 HPV 的感染风险，定期宫颈筛查不容忽视。并且部分人可能未完整接种所有推荐剂量的 HPV 疫苗，这可能影响疫苗的效果。定期进行宫颈筛查有助于确保这部分人群得到必要的监测和保护。

关键词

宫颈癌三级预防　非 HPV 相关性宫颈癌

宫颈筛查是宫颈癌三级预防中至关重要的一环，旨在早期发现、诊断和治疗宫颈癌前病变及早期宫颈癌。筛查对象主要为有性生活史的适龄女性，采用的方法包括细胞学检查、病毒学检查、阴道镜下宫颈活检和宫颈锥切等，可根据个人需求选择适宜的检查步骤。宫颈筛查的准确度高，是实现 WHO 消灭子宫颈癌战略的关键一步。总之，有性生活史的适龄女性应积极参与宫颈筛查，为自己的健康提供更全面的保护，无需因担心而回避这一重要的健康检查。

（边　策）

26. 注射 HPV 疫苗后可以 **保护**多长时间

自 HPV 疫苗问世以来，有关其保护效果和持续时间的研究一直在进行。目前的研究数据表明，诸如二价、四价和九价 HPV 疫苗等，能提供至少 10 年的保护效力。

专家说

最初，二价和四价疫苗被宣传为具有五年的保护期，但随着时间的推移，后续的研究表明，这些疫苗提供的保护可能更为持久。美国疾病预防控制中心的

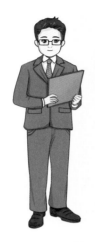

数据显示，这两种疫苗在8~10年间仍有效。《柳叶刀》杂志发表的一项研究则显示，芬兰女性接种二价和四价疫苗后，长达12年的抗体都维持在较高水平。

特别是对于九价疫苗，在其说明书中明确指出，疫苗的保护时限尚未完全确定。在一项长期研究中发现，接种三剂后的抗体持久性可达5年；对高度宫颈病变的保护效力可维持长达7.6年（中位数4.4年）。

然而，由于HPV疫苗的使用历史相对较短，目前尚无足够的数据来确定疫苗保护效果是否可以持续终身。科学家和公共卫生专家正在进行更长期的研究来监测疫苗的保护效力及其可能的持续时间。

随着时间的推移，疫苗引发的免疫反应可能逐渐减弱，但目前尚无充分证据支持成人进行加强接种。随着年龄的增长，人体机能和抵抗力可能会下降，疫苗的抗体水平也可能逐步减弱，但不会完全消失。未来，可能会有更多关于加强剂接种及其时间安排的研究和指导。

值得注意的是，已发现的HPV类型相当多样，而HPV疫苗能预防的型别则有限，主要针对高危常见型。尽管如此，也不能排除其他偶见或低危型病毒对人体的潜在危害。HPV疫苗属于预防性疫苗，不能治疗已有的HPV感染。因此，对有性生活的适龄妇女而言，进行子宫颈筛查是必不可少的。同时，建议适龄女性尽早接种HPV疫苗，以在免疫力最强的时期有效预防HPV感染。

（边　策）

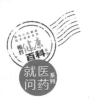

27. 为什么有的宫颈癌患者可以手术有的只能**放化疗**

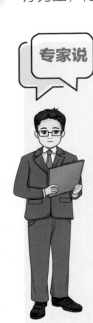

关键词

临床分期 放疗 化疗

宫颈癌治疗方法的选择取决于临床分期、患者年龄、生育要求、全身情况等。原则上早期宫颈癌以手术治疗为主，中晚期宫颈癌以放疗为主，化疗为辅。根据病情需要有时需要选择综合治疗。

专家说

宫颈癌是全球女性第 4 位常见癌症，严重威胁女性健康。其治疗方式取决于临床分期、患者年龄、生育要求、全身情况等综合因素。早期宫颈癌通常局限于宫颈区域，手术可以切除肿瘤并预防其扩散。而晚期宫颈癌可能已经扩散到周围组织或其他器官，手术治疗效果较差，需要采用放疗和化疗来控制肿瘤的生长和扩散。

总的来说，宫颈癌手术患者应满足以下条件：①已有病理学检查确诊为宫颈癌且分期为 0~ⅡA 期患者；②患者全身情况能够耐受手术；③宫颈残端癌、阴道狭窄及不宜放化疗的患者。

详细说，手术治疗主要适用于分期为ⅠA、ⅠB1、ⅠB2、ⅡA1 期的患者，ⅠA 期患者首选手术治疗。ⅠB1、ⅡB2、ⅡA1 期的患者采用手术或放疗，预后均良好。不同的分期的患者所需要手术切除的范围有所不同。术后需根据复发危险因素选择辅助治疗，以降低复发率，改善预后。

对于ⅠB3期、ⅡA2期患者以及ⅡB~ⅣA期患者，首选推荐同步放化疗。

ⅣB期患者则以系统治疗为主，支持治疗相辅助，部分患者可联合局部手术或个体化放疗。

无论选择哪种治疗方案，都要注意复查，治疗结束2年，每3~6个月复查1次，治疗结束3~5年，每6~12个月随访1次。根据疾病复发风险进行年度复查。

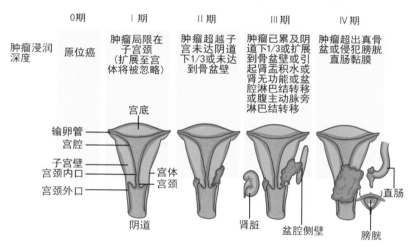

肿瘤浸润深度	0期	Ⅰ期	Ⅱ期	Ⅲ期	Ⅳ期
	原位癌	肿瘤局限在子宫颈（扩展至宫体将被忽略）	肿瘤超越子宫未达阴道下1/3或未达到骨盆壁	肿瘤已累及阴道下1/3或扩展到骨盆壁或引起肾盂积水或肾无功能或盆腔淋巴结转移或腹主动脉旁淋巴结转移	肿瘤超出真骨盆或侵犯膀胱直肠黏膜

宫底
输卵管
宫腔
子宫壁
宫颈内口
宫颈外口
宫体
宫颈
阴道
肾脏
盆腔侧壁
直肠
膀胱

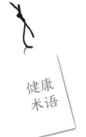

健康术语

放疗：即放射治疗，是利用高能射线照射宫颈癌组织，以杀死癌细胞和控制肿瘤的生长。放射治疗可以通过外部放射治疗或内部放射治疗进行。外部放射治疗是通过机器从体外照射射线，而内部放射治疗是将放射源放置在宫颈附近。

化疗：即化学治疗，是使用抗肿瘤药物来杀死癌细胞或阻止其生长。化学治疗通常与放射治疗联合使用，以增强治疗效果。化学治疗可以通过静脉注射或口服药物的方式进行。

（徐　沁）

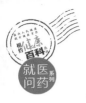

28. 为什么有些宫颈癌患者可以
保留生育功能

对一些渴望生育的早期、没有淋巴结转移的年轻宫颈癌患者可以施行保留生育功能的手术。宫颈癌患者保留生育功能的关键在于早发现、早诊断、早治疗。

专家说

是不是所有的宫颈癌患者都能够保留生育功能呢？显然不是。保留生育功能手术需要严格的适应证：首先，患者有强烈生育要求；其次，疾病处于早期，肿块直径在 2cm 及以下，淋巴结阴性，宫旁无浸润且切缘距癌灶5mm 以上；另外，病理类型属于鳞癌、腺癌。一些特殊的类型，如宫颈黏液腺癌、小细胞神经内分泌肿瘤等，属于罕见类型，复发、转移速度快，不建议保留生育。

保留生育功能手术具体的治疗方式需要根据疾病的情况来定，需要经过专业医生的专业评估。手术方式包括保守性手术（宫颈锥切、单纯宫颈切除）以及根治性宫颈切除术。

施行保留生育功能手术还只是预期目标的第一步，术后定期复查防止复发，并避孕 1~2 年以修复子宫下端同等重要。在术后自然受孕失败或存在其他不孕因素的患者，寻求辅助生殖技术的帮助也是必要的。此外，在怀孕早期，应考虑进行宫颈环扎术以避免早产或流产。

如何预防宫颈癌

宫颈癌是可以预防、可以治愈的疾病。因此了解宫颈癌，做好宫颈癌的三级预防十分重要。

一级预防即病因预防。引发宫颈癌的危险因素可以分为两类：一是生物学因素，即高危型 HPV（即 16 型和 18 型）持续感染；二是外源性的行为性危险因素，包括初次性生活年龄小、性卫生不良、有性传播疾病病史、早婚、早育、多孕多产、经期、产褥期卫生不良、吸烟、口服避孕药、免疫抑制及营养不良等。尽早接种 HPV 疫苗，规避外源性的行为性危险因素是重要的一级预防措施。

二级预防即早发现、早诊断、早治疗。"三阶梯"是宫颈癌筛查最有效的方法，即 HPV 检查和液基薄层细胞学检查（thin-prep cytology test，TCT）的联合筛查、阴道镜检查、宫颈组织活检病理诊断。我国宫颈癌筛查指南建议：25~29 岁女性每 3 年进行 1 次细胞学检查；30~64 岁女性每 3 年进行 1 次细胞学检查，或每 3~5 年进行 1 次 HPV 检测，或每 5 年进行 1 次 HPV 和细胞学联合筛查；65 岁及以上女性若过去 10 年筛查结果阴性且没有宫颈鳞状上皮内病变史，则可终止筛查。

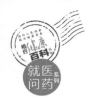

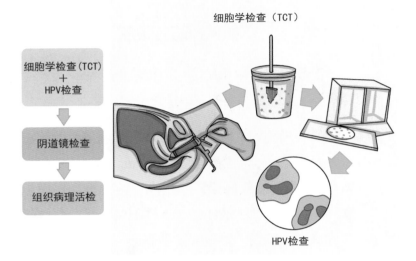

细胞学检查（TCT）

细胞学检查(TCT)
＋
HPV检查

阴道镜检查

组织病理活检

HPV检查

　　三级预防即积极治疗。目前宫颈癌治疗方法包括手术治疗、放射治疗、化学治疗、免疫治疗、靶向治疗以及综合治疗。个体化治疗方案大大提高了宫颈癌，尤其是早期宫颈癌治愈率。

（徐　沁）

29. 为什么宫颈癌患者在放疗时还要进行**同步化疗**

　　宫颈癌治疗中采用放疗的主要目标是通过高能辐射消灭肿瘤细胞。同步化疗则是在放疗过程中同时使用化疗药物，其通过协同作用，增强治疗效果，提高治愈率，减少复发率和转移风险。在宫颈癌的综合治疗中起着重要的作用。

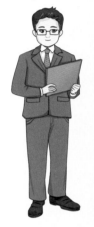

放疗时应用单药或联合化疗以增加放疗敏感性，即同步放化疗。同步放化疗主要适用于局部晚期不宜手术的患者。

放疗的特点是可以针对肿瘤所在部位实现精准治疗，化疗的特点则是可以针对全身转移实现广泛治疗。同步放化疗实现了局部和全身治疗结合。化疗药物还可以通过以下机制对放疗产生增敏效果：①化疗可抑制放疗所导致的肿瘤细胞损伤后的修复；②化疗通过其本身的细胞毒作用减小肿瘤的体积，减少对放疗不敏感的乏氧细胞的比例；③化疗促使肿瘤细胞同步化进入对放疗敏感的细胞周期也可启动非增殖细胞进入细胞周期；④化疗和放疗作用于细胞周期的不同时相，能起到互补作用，但不延长总体治疗时间。

总而言之，同步放化疗有利于控制局部晚期宫颈癌的转移和局部复发，实现了"1+1>2"的效应。目前宫颈癌相关治疗指南推荐在放疗期间进行含铂类方案的增敏化疗。顺铂是首选的药物，如果患者不能耐受顺铂的毒性，可以替换成卡铂。

当然，同步放化疗在增强了疗效的同时，也会同时产生放疗与化疗的不良反应。化疗的不良反应多为骨髓抑制、贫血、恶心、呕吐、脱发及神经损伤等，而放疗常见的不良反应有放射性皮肤损伤、放射性膀胱炎、放射性肠炎等。因此，在同步放化疗的过程中要注意加强护理。

关键词 同步放化疗 增敏

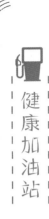

同步放化疗的过程中需要注意什么

（1）保持积极乐观的心态。

（2）配合阴道冲洗，减少炎症发生。

（3）定期化验血常规，每周化验血常规一次以了解血液系统变化。

（4）做好皮肤护理，保持皮肤透气、干燥。

（5）合理安排饮食，少量多餐，以高能量、高维生素、优质蛋白、清淡易消化食物为主，放化疗前后0.5~1小时应避免进食。多饮水，每日饮水量保持在2 000~3 000mL。

（6）出现任何异常症状及时与医生联系。

（徐　沁）

30. 为什么不同期别的 **早期宫颈癌**患者的 手术治疗范围不同

　　肿瘤手术治疗方案决定于肿瘤的正确诊断和分期。早期宫颈癌患者手术治疗范围主要是基于肿瘤的侵袭深度、病变范围以及患者的整体情况来综合评估。

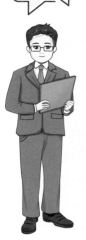

不同期别的早期宫颈癌患者手术治疗范围是不相同的。准确评估病变的严重程度、确保充分切除病变组织，并提供最佳治疗方案对于早期宫颈癌患者的康复和预后至关重要。

早期宫颈癌是指肿瘤仅限于宫颈表面或浸润浅层组织，根据 FIGO 2018 分期可以定义为ⅠA 期、ⅠB1 期、ⅠB2 期和ⅡA1 期。其手术治疗范围的不同主要是由于肿瘤的侵袭深度、病变范围不同。

ⅠA 期宫颈癌可分为ⅠA1 期和ⅠA2 期。ⅠA1 期患者可进行宫颈锥切术或子宫全切术，伴或不伴双侧输卵管卵巢切除术。ⅠA2 期患者可进行改良的根治性子宫全切术和/或根治性宫颈切除术。ⅠB1 期、ⅠB2 期和ⅡA1 期患者可进行的手术术式有根治性子宫全切术、根治性宫颈切除术。对于有淋巴结转移风险的早期宫颈癌患者，手术治疗范围需要考虑到淋巴结的清扫。常见的手术方式包括根治性子宫全切术伴淋巴结清扫、盆腔淋巴结清扫术等，以便全面评估淋巴结转移情况。

针对不同患者的具体情况，手术治疗范围也需要个体化考虑。若患者希望保留生育功能，在病情允许情况下，多选择保守手术如锥形切除术或局部切除术。

宫颈癌术后要注意什么

◆ 术后躺一躺：术后回病房应去枕平卧位 6 小时后再半卧位。

◆ 术后早进食：遵循少量多次，循序渐进，加强营养的原则。术后 6~8 小时后可开始进少量水，术后第 1 天可以进少量流食，如米汤、鱼汤、排骨汤等。但需要将油脂去除，以免引起腹泻。排气后可以开始进半流食，如鸡蛋羹、小馄饨、汤面等。避免食用容易胀气、粗糙多纤维的食物，如豆类、洋葱、瓜类、牛奶及碳酸饮料等。

◆ 术后早活动：术后 6~8 小时后开始翻身，术后 24 小时后应尽早下床活动，利于胃肠功能的恢复，避免术后肠粘连及预防下肢静脉血栓形成。同时推荐佩戴压力袜和进行下肢活动操。

◆ 术后勤冲洗：宫颈癌手术多会留置导尿管，一般术后尿管要保留 10~14 天，等待膀胱功能恢复后再拔除。留置导尿管期间每天应进行会阴冲洗 2 次。同时多饮水，每天饮水量最好达 2 000mL 以上，以稀释尿液，达到冲洗膀胱的作用。

◆ 术后护伤口：伤口愈合前，别碰水！术后 10 天左右，由于缝合残端的可吸收线开始吸收，可能会出现少许阴道出血。无需慌张，过几天会自行恢复。但如果出现出血量比较多、颜色鲜红，应及时到医院就诊。

◆ 术后禁止做：避免泡热水澡和温泉；避免长期下肢负重运动，包括登高、骑自行车；避免吃激素类食物；术后 3 个月内禁止性生活。

（徐　沁）

31. 为什么推荐晚期或复发宫颈癌患者进行**基因检测**

　　晚期或复发宫颈癌治疗时，许多医生会推荐进行基因检测。但出于费用等方面的考虑，患者通常犹豫不决。这里需要强调的是，宫颈癌经过首次治疗后出现复发及首次发现即为晚期的患者，治疗方案的选择对于患者及医生来讲都是一个难题。此时基因检测对于指导晚期或复发宫颈癌的治疗方案的选择具有重要指导意义，可以为临床个体化精准治疗提供依据，从而改善晚期或复发宫颈癌患者生存率，提高治疗效果。

　　早期宫颈癌的治疗效果良好，大多数早期患者能治愈。但仍有部分宫颈癌患者治疗后发生转移或复发，约 5% 的患者初诊时已为晚期。晚期或复发宫颈癌预后差，常规治疗效果及手段有限。

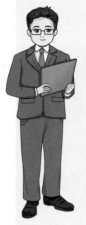

近年来，以分子靶向治疗、免疫治疗为代表的新兴治疗方式的出现开启了肿瘤领域"精准治疗"的新篇章，为晚期或复发性宫颈癌患者提供了新的治疗策略，显著提高了患者的治疗效果及生命质量。靶向和免疫药物针对性结合于细胞表面突变的特异性分子靶点来直接杀伤肿瘤或诱导肿瘤细胞死亡，以达到有效清除肿瘤细胞的目的。因此，通过基因检测来筛选出具有特异性分子靶点的患者是进行精准治疗的关键步骤。

基因检测可以让临床医生确认患者是否存在特异性分子靶点，从而进行个体化精准用药，以期获得相应疗效。倘若未存在相应的特异性分子靶点的患者使用靶向或免疫药物，不仅不能达到治疗目的，还会对患者产生不良影响。所以基因检测还有助于临床医生排除对某些靶向或免疫药物反应效果不良的患者，避免不必要的治疗和潜在的不良反应。因此，医生推荐晚期或复发宫颈癌进行基因检测是非常具有临床意义的。

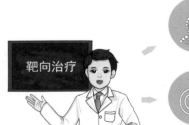

第一步：基因检测
确认有发生变异的基因，
这可以帮助医生判断患者是否能用靶向治疗。

第二步：明确靶点
确认有发生变异的基因，
这可以帮助医生判断患者是否能用靶向治疗。

第三步：应用靶向药物
"瞄准"变异靶点后，
就可以精准地"攻击"变异的基因或蛋白。

靶向治疗: 即在细胞分子水平上将肿瘤细胞特有的结构分子作为靶点,设计出针对靶点的靶向治疗药物,药物进入体内后,将会特异地选择致癌位点结合并发生作用,使肿瘤细胞特异性死亡,而不会损伤肿瘤周围的正常组织,从而达到提高疗效、减少不良反应的目的,所以靶向治疗又被称为"生物导弹"。

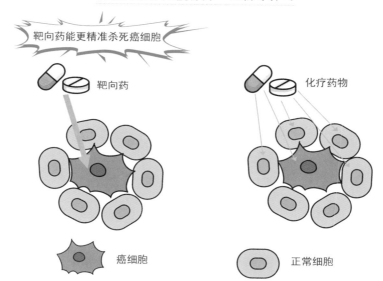

靶向药能更精准杀死癌细胞

靶向药 化疗药物

癌细胞 正常细胞

免疫治疗: 又称为生物疗法,其特点是通过调动或激发人体自身的免疫系统来识别和杀死癌细胞。免疫治疗可以通过直接攻击癌细胞,刺激免疫系统对其作出反应;亦可以通过增强或恢复人体的自然免疫功能,使免疫系统更易摧毁癌细胞,防止其扩散至身体其他部位,并防止癌症治疗后的复发。肿瘤免疫治疗具有诸多优势,主要包括特异性杀伤肿瘤细胞,对正常细胞无明显影响,系统性不良反应小;激发机体产生全身性抗肿瘤免疫效应,作用范围广;可抑制肿瘤的转移与复发;疗效持久,对晚期肿瘤也有较好的疗效。

(徐　沁)

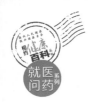

32. 为什么宫颈癌患者在放疗前要进行**定位**

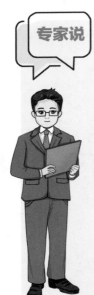

接受过放射治疗的很多患者都疑惑放疗前为什么要定位，定位的准备步骤为什么这么烦琐，是否能够简化呢？这要从放疗的原理说起，放疗是利用射线照射肿瘤杀死肿瘤的一种物理治疗方法。而肿瘤周边的正常组织也会受到射线照射，会产生放疗反应，这是我们所不希望的。放疗前的定位是放疗医生确定治疗范围、治疗剂量，同时保护肿瘤周围的正常组织。以达到在控制或杀灭肿瘤的前提下，尽最大可能保护正常组织，减轻放疗的反应。换句话讲，放疗定位做得越好越充分，放疗效果就越好，反应也会越小。

专家说

临床上，实施放疗前都要进行一系列准备工作，包括临床评估、模拟定位、勾画靶区、设计放疗计划、评估治疗计划、剂量及位置验证等。定位，也称模拟定位，是指在真正进行放疗之前通过现实或虚拟的方式模拟放射治疗，设计并固定患者放疗时的体位，采集患者治疗部位的影像，确定肿瘤的大小及在体表的对应位置并做上标记即勾画靶区。

放疗是一种使用肉眼不可见的射线照射肿瘤细胞将其杀死的治疗方法。这种射线犹如一把无形的刀，照射肿瘤细胞时也不可避免地会照射到正常组织，杀死肿瘤组织的同时也会损伤到周围的正常组织。实施放疗前的模拟定位就是为了使这把刀刃能够精准地对准肿瘤组织，最大程度杀灭肿瘤细胞并最小化对周围正常组织的不良影响。放疗前进行模拟定位就好比进行一场战前演练，就像军队在演练中事先规划作战计划一样，医疗团队通过模拟定位能够提前规划最优放疗方案，确保最佳疗效。战前演练还可以提高战斗准确性，而放疗模拟定位可以让射线能够精准击中肿瘤组织，提高治疗的准确性和有效性。因此，精准的肿瘤病灶定位是保障放疗效果的关键。

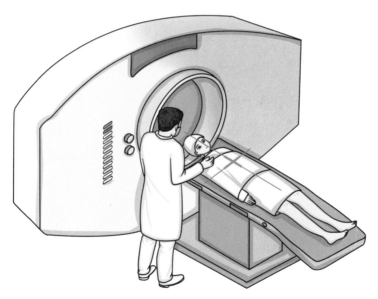

红色十字为体表画线，蓝色长线为对位置用的激光线。

进行模拟定位时需要注意些什么

（1）最大程度排除掉一切可能影响模拟定位的因素，去除身上所有金属及磁性物品，不佩戴项链、首饰、手表等。

（2）穿着合适的衣服，选择无金属纽扣、无拉链的衣服，必要时去除部分衣服。

（3）模拟定位时尽量让身体自然放松，平静呼吸，紧张的状态会使身体肌肉紧绷，导致体位扭曲，影响放疗时体位重复性。

（4）根据医生的要求进行肠道或膀胱准备。

（5）模拟定位结束后医生会在患者身上的相关区域做好标记线，因此一定要保护好自己身上的定位线。如果定位线变淡了，要及时联系主管医生补画线，不可随意自己画或置之不理。

（徐　沁）

33. 为什么宫颈癌患者放疗时
分**外照射**和**内照射**

对宫颈癌进行的根治性放疗由外照射和内照射两种方式组成，其中内照射治疗是宫颈癌根治性放疗不可或缺的重要组成部分。外照射是利用射线从体外照射到体内的肿瘤，而内照射是直接贴在肿瘤表面照射或在肿瘤中间照射，这样可以给予肿瘤高剂量放射线的同时，而周边正常组织的放射线剂量很小，以达到治愈肿瘤的同时，不增加正常组织反应的目的。内照射是局部晚期宫颈癌患者达到治愈的重要且不可替代的治疗手段。

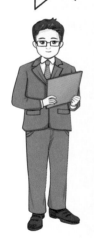

宫颈癌的放射治疗主要分为外照射治疗及内照射治疗。其中外照射治疗就是大多数患者理解的放疗，即使用射线在体外对肿瘤靶区进行照射，达到消灭肿瘤组织的目的。外照射治疗技术治疗范围较大且剂量跌落慢，能够同时治疗宫颈癌原发病灶、盆腔蔓延和淋巴结引流区域。而内照射治疗，又称腔内近距离治疗，指通过特殊的施源器将密封射线源经阴道放置在宫颈肿瘤病灶处，对局部病灶进行高剂量照射的治疗方法。内照射相对外照射治疗范围小且剂量跌落快，主要针对的是宫颈癌原发病灶，可以使原发病灶得到很高的射线剂量照射，同时使周围的正常组织受照剂量小，达到较好地保护周围正常组织的目的。内照射

外照射治疗　内照射治疗　放疗不良反应

是宫颈癌根治性放疗不可或缺的部分，常与外照射联合治疗。当外照射治疗使肿瘤组织变小后再进行内照射，可以让内照射的高剂量射线更完整全面地覆盖肿瘤组织，达到根治性的目的。

任何分期的宫颈癌都可以采用放射治疗，而根治性放疗主要应用于局部晚期宫颈癌。根治性放疗由外照射放疗及内照射放疗组成，外照射和内照射在宫颈癌放疗中发挥着优势互补的作用，无法相互取代。外照射与内照射的合理配合是宫颈癌放疗成功的关键，医生根据每位患者的具体情况来选择最适宜的放疗方式，可使治疗更加全面覆盖肿瘤区域，有助于提高肿瘤局部控制率，降低放疗不良反应，改善患者生存率。

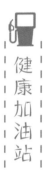

宫颈癌放疗有什么不良反应，如何治疗

任何部位的放射治疗都会存在一定的不良反应，但通常情况下，绝大多数患者都可以耐受宫颈癌放疗的不良反应。

宫颈癌放疗常见的几种不良反应及治疗手段如下所述。

（1）骨髓抑制：由于骨髓细胞对射线很敏感，所以放疗后多会出现骨髓抑制，表现为白细胞减少、贫血、血小板下降等。其中以白细胞减少较为常见，可口服生血药物，必要时使用重组人粒细胞集落刺激因子、进行成分输血等方式使血细胞升高。

（2）胃肠道毒性反应：厌食、恶心、呕吐及腹泻较常见，必要时使用维生素 B_6、助消化药改善食欲，使用止吐药预防剧烈呕吐。

（3）放射性皮炎：轻症表现为灼热瘙痒、疼痛、脱皮、红斑，重则出现水肿、溃疡、出血，因此放疗期间尽量穿宽大、棉质的衣服，尽量减少辐照区域内的皮肤刺激、摩擦及过度日晒，尽量保持照射区皮肤裸露、清洁及干燥。若出现红斑、干性脱皮时，可使用亲水性润肤剂保湿。

（4）放射性直肠炎：宫颈癌患者接受放疗时，易使直肠黏膜受到放射线的侵害，出现肠黏膜损坏，导致放射性直肠炎。常表现为腹泻、腹痛、腹胀、肉眼血便、黏液便、里急后重及排便疼痛等，可采用禁食刺激性食物、口服促黏膜修复药物、保留灌肠、应用痔疮膏等方式改善症状。

（5）放射性阴道炎：宫颈癌患者在放疗时，阴道上段、宫颈的射线剂量较高，易引起阴道黏膜放射性反应，使肿瘤组织坏死脱落，聚集于阴道内，易引发细菌感染，出现阴道炎。多表现为阴道干燥、瘙痒、分泌物增多等，甚至可能会出现阴道萎缩、粘连及闭锁，主要治疗方法是进行阴道冲洗。

（6）放射性膀胱炎：宫颈癌的放射治疗，膀胱是不可避免地受照射器官之一。放射性膀胱炎发生率为 2.48%~5.6%。50%~60% 的患者在盆腔照射 3~4 周或更短的时间内就会开始出现放射性膀胱炎，并可能长期存在。放射性膀胱炎的主要临床表现为尿频、尿

急、尿痛及顽固性血尿，病变严重时可导致膀胱瘘及膀胱穿孔的可能。在接受放射治疗期间要注意休息，多饮水，勿憋尿，保证充足的睡眠，饮食上避免辛辣刺激、多饮水以减少放射性膀胱炎发生的概率或者减轻其严重程度。

（徐　沁）

34. 为什么宫颈癌筛查要遵循
三阶梯流程

　　宫颈癌的"三阶梯流程"指的是宫颈细胞学和 HPV 检测、阴道镜检查、组织学检查。大部分宫颈癌的发生是由于 HPV 持续感染，从 HPV 持续感染发展到宫颈癌通常需要数年甚至数十年的时间。即使早期癌变，通过手术即可治愈。因宫颈癌病因明确、人体具有天然的解剖结构及成熟的检测方法，通过积极筛查很大程度上可以预防宫颈癌的发生，而"三阶梯流程"就是针对筛查过程中发现的不同情况进行处理的准则。

专家说

　　目前，HPV 持续感染已经被明确是引起宫颈癌的主要病因。包括 HPV 疫苗、宫颈癌筛查和早诊早治的三级预防手段已经形成一个全面完善的宫颈癌防治体

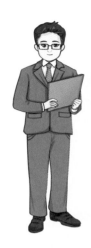

系，可以显著降低宫颈癌的发病率和死亡率。三级预防手段中的定期筛查则是预防宫颈癌发生的重要措施。宫颈癌筛查遵循的三阶梯流程，即 HPV 检查和液基薄层细胞学检查（TCT）的联合筛查、阴道镜检查、宫颈组织病理活检，有助于早期发现宫颈癌前病变或早期宫颈癌。

首先，宫颈癌初筛就是通过 HPV 检查和 TCT 的联合筛查。当 HPV 检查和宫颈细胞学检查都正常，那么每 3~5 年定期筛查即可；当 HPV 检查异常，宫颈细胞学检查正常的情况下，建议每年定期筛查并积极治疗 HPV 感染；当宫颈细胞学检查异常，此时建议进行阴道镜检查。

宫颈癌筛查的第二步是进行阴道镜检查。仅有宫颈癌初筛时宫颈细胞学检查异常的女性才需要阴道镜检查。阴道镜检查正常的女性每年定期复查即可；当阴道镜检查异常时，下一步应进行宫颈组织病理活检，即宫颈筛查三阶梯流程最后一步。宫颈组织病理活检结果提示异常时，也不必过分焦虑，遵从医嘱积极配合治疗的话完全可以达到治愈效果的。

当我们拿到报告显示结果异常的情况下也不要过分紧张，筛查结果异常并不代表就是患宫颈癌，只要谨遵医嘱积极治疗，就能让宫颈癌远离我们。

哪些人群应进行宫颈癌筛查

（1）自身存在高危因素的女性发生宫颈癌的风险增高，因此高危人群定期进行宫颈癌筛查是非常重要。

宫颈癌高危因素包括：存在多个性伴侣史、过早性生活史、感染人类免疫缺陷病毒（HIV）以及吸烟等。建议这一人群在性生活开始后1年内进行筛查，并适当缩短筛查的间隔时间。

（2）自身不存在高危因素的女性，建议在25岁进行宫颈癌初次筛查；25~64岁，每5年进行1次HPV检测或联合筛查；65岁及以上，如既往宫颈癌筛查无异常，且无HPV持续感染、CIN等高危因素的可停止筛查。

四

其他
妇科肿瘤

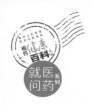

35. 为什么进行葡萄胎清宫后要监测**人绒毛膜促性腺激素**变化

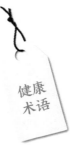

健康术语

人绒毛膜促性腺激素： 是一种由胎盘滋养层细胞在妊娠期间产生的糖蛋白激素。

葡萄胎是指妊娠后胎盘绒毛滋养细胞增生、间质水肿，而形成大小不一的水泡，水泡之间借蒂相连成串，状如葡萄，因此称为葡萄胎，也称作水泡状胎块。葡萄胎属于良性疾病，但也有部分患者会发展为妊娠滋养细胞肿瘤。

专家说

人绒毛膜促性腺激素（human chorionic gonadotropin，hCG）是一种与妊娠密切相关的激素，在葡萄胎这种异常妊娠情况下，由于滋养层细胞异常增生，血清中 hCG 水平通常会显著升高，明显高于正常妊娠水平。因此，在患者进行葡萄胎清宫术后的康复过程中，监测血清 hCG 水平对于评估手术的效果至关重要。它可以帮助医生判断是否成功清除了所有葡萄胎组织。

进行葡萄胎清宫术后，医生会密切关注患者血清中 hCG 水平的变化。正常情况下，经过手术治疗后，

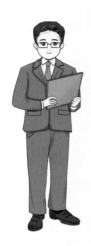

hCG 水平会呈对数下降趋势。这意味着每次检测的结果都会比上次下降一定的比例，而非直线性地均匀下降。在初始阶段，hCG 水平下降较快，随后每一步下降的比例逐渐缩小。如果 hCG 水平没有按照预期下降，或者在术后回升，这可能提示葡萄胎残留病灶的存在。残余的滋养层细胞在继续分泌 hCG，导致血清 hCG 水平异常。

值得注意的是，部分葡萄胎病例可能会恶化发展为侵蚀性葡萄胎或绒毛膜癌等恶性滋养细胞肿瘤。这些恶性病变同样具有分泌 hCG 的能力。因此，通过持续监测 hCG 水平的变化，医生可以早期发现葡萄胎恶变的迹象，从而及时调整治疗方案。

因此，葡萄胎清宫后定期监测 hCG 变化是十分重要的，它有助于确保治疗的有效性，及时发现并处理可能的并发病，评估患者的康复情况和预后。在葡萄胎组织被清除后，患者应每周进行 1 次 hCG 检测，直至水平恢复正常。恢复正常后，还需继续随访 hCG 3~4 次，之后每月监测 1 次，至少持续 6 个月。患者应严格按照医生的建议进行检测，积极配合治疗，以期获得良好的治疗效果。

（顾　宇）

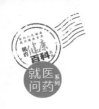

36. 为什么有些**葡萄胎**患者要做不止一次**清宫手术**

关键词

葡萄胎 清宫术

葡萄胎是一种良性的妊娠滋养细胞疾病，患者需要通过清宫手术将子宫内这些水泡样的组织彻底清除干净，但有一部分患者难以通过一次手术将病灶清理干净，故需要进行二次清宫手术。

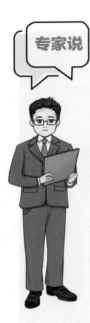

专家说

发生葡萄胎时，患者的子宫也会像正常怀孕一样发生体积增大的变化。而且由于葡萄胎组织生长很快，有时还同时会伴有子宫腔内的积血，因此有一部分患者的子宫甚至会比同样正常怀孕周数的子宫还大。由于葡萄胎患者的子宫非常柔软，体积又大，因此在进行清宫手术时，要比一般人流手术更容易发生子宫穿孔。所以如果在第一次清宫手术时患者的子宫比较大，这时医生在手术时并不会强求一次手术把葡萄胎病变组织全部彻底清理干净，可以等到第一次清宫之后一周左右时间后，再做第二次清宫手术。这时患者的子宫经过第一次清宫手术之后会明显变小，子宫壁也会变得更厚更结实，这时再做第二次清宫手术的安全性就会大大增加，也不会影响患者的治疗效果。

（顾 宇）

37. 为什么大部分绒毛膜癌患者仅通过化疗就可以治愈

关键词

绒毛膜癌　化疗

绒毛膜癌（简称绒癌），是一种高度恶性的妇科肿瘤，主要起源于胎盘的滋养层细胞。尽管其侵袭性强，容易早期转移，但相对于其他类型的癌症，绒癌对化疗药物的敏感性较高，是第一种能通过化疗获得治愈的实体肿瘤。

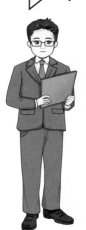

专家说

绝大多数绒癌继发于正常或不正常的妊娠之后，因此被称为"继发性绒癌"或"妊娠性绒癌"，这种肿瘤主要发生于育龄妇女，发病原因与妊娠滋养细胞发生恶变有关。化疗是治疗绒癌的主要手段，其疗效与滋养细胞的增殖特点密切相关。

不同细胞的细胞增殖速度差异很大，这种差异决定了肿瘤细胞对于化疗的敏感性差异，也决定了肿瘤细胞对于不同种类化疗药物的反应差异。滋养细胞的增殖速度快，倍增时间短，意味着滋养细胞的 DNA 合成非常活跃，大多数细胞处于对化疗敏感的增殖周期。这一特点决定了绒癌对于化疗的敏感性，也决定了用于治疗绒癌的化疗药物，主要是通过干扰细胞的 DNA

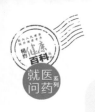

合成期的抗代谢药物，比如氨甲蝶呤（methotrexate，MTX）、5- 氟尿嘧啶（5-fluorouracil，5-FU）等。在制定绒癌的治疗方案时，需要综合考虑多方面因素，包括患者的肿瘤分期、预后评分、年龄以及对生育的要求等。对于低危患者，通常采取单药化疗；而高危患者则以联合化疗为主，必要时会结合手术、放疗等其他治疗手段。

需要注意的是，虽然许多绒癌患者可以通过化疗得到治愈，但治疗反应和预后可能会因个体差异、病情分期、转移情况等因素而有所不同。个性化的治疗方案和病情缓解后持续的随诊监测和对于确保最佳治疗结果至关重要。

（顾　宇）

38. 为什么**卵巢恶性生殖细胞肿瘤**患者可以保留生育功能

卵巢恶性生殖细胞肿瘤包括未成熟畸胎瘤、无性细胞瘤、卵黄囊瘤、胚胎癌等，虽然属于卵巢恶性肿瘤，但是由于这类肿瘤本身的特点，绝大多数患者都可以保留生育功能。

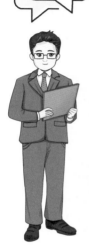

卵巢恶性生殖细胞肿瘤好发于年轻女性，以16~20岁女性最为多见，这类肿瘤的患者在发病时，多数尚未完成生育，因此，她们往往有着强烈的保留生育功能的需求。对于这些年轻女性来说，能够保留生育功能对于她们的身心健康以及生活质量具有至关重要的意义。

卵巢恶性生殖细胞肿瘤的疾病特点，也决定了这类患者在保留生育功能上的优势。这类肿瘤在发病时，大部分处于 I 期，而且多数生长于单侧卵巢。此外，这类肿瘤大部分对于化疗具有高度的敏感性，这意味着，在手术时只需要切除患病的一侧附件，后续通过有效的化疗治疗，就有可能达到临床治愈的目的。而且，在治疗过程中，这类肿瘤多数都有敏感的肿瘤标志物可以作为随访的监测指标，从而为患者的病情随访提供有力保障。此外，无论是早期还是中晚期患者，只要接受规范治疗，生存预后都相对较好。实际上，即使是中晚期的患者，经过科学、规范的治疗，绝大部分也能获得长期生存。因此，卵巢恶性生殖细胞肿瘤患者，尤其是年轻且有生育需求的女性，适合进行保留生育功能的治疗。

总之，对于年轻有生育需求的卵巢恶性生殖细胞肿瘤患者，在治疗过程中应充分考虑保留生育功能的需求。疾病发展到早期或晚期，都可以尝试进行保留生育功能的治疗。尤其是对于早期的患者，由于肿瘤通常只累及了单侧卵巢，在手术后可以保留另一侧未

关键词

卵巢恶性生殖细胞肿瘤 生育功能

受肿瘤影响的正常卵巢和子宫，通过科学、规范的治疗，既能有效提高生存率，又有机会实现患者生育愿望，从而保障患者的身心健康和生活质量。

（顾 宇）

39. 为什么**绝经女性**恢复"月经"要警惕患上**卵巢肿瘤**

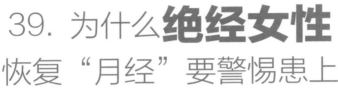

　　绝经后阴道出血，即女性在月经停止1年以上（正式进入绝经期）后发生的任何阴道出血现象，有时会被误认为恢复"月经"，其实这是一个需要引起重视的症状，常见的引起原因可能包括阴道、宫颈或子宫发生的炎症或肿瘤性病变。除此之外，还要警惕有一类特殊的卵巢肿瘤，也会引起绝经后女性出现阴道出血的情况。

专家说

　　女性在绝经后由于卵巢功能减退，不再有卵泡发育，雌激素水平下降，最终导致月经完全停止，子宫内膜通常会变得薄而稳定。在某些情况下，如果体内

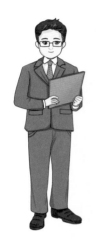

雌激素分泌增加，导致子宫内膜再次增生，可能引起阴道出血。有一类特殊的卵巢肿瘤类型——卵巢性索间质肿瘤，其中的颗粒细胞瘤、卵泡膜细胞瘤等，能够自主分泌雌激素。在绝经前的患者中，这类肿瘤患者常伴有月经紊乱症状，而在绝经后患者中会引起阴道出血的情况，有时会伴有乳房胀痛，因此在刚绝经不久的患者中，有时会被误认为又恢复"月经"。在卵巢性索间质肿瘤患者中，随着患病时间的延长，甚至会由于雌激素的持续刺激导致发生子宫内膜增生，甚至发生癌变。

对于绝经后出现的阴道出血，尤其是持续性或反复出现的出血，应高度重视并及时就医，进行详细的妇科检查和相关影像学、实验室检查，以确定出血原因并针对性地进行治疗。性索间质肿瘤可通过影像学检查发现盆腔包块，还可以通过内分泌性激素检测，发现雌激素异常升高以及促卵泡激素降低。如果是由于卵巢性索间质肿瘤引起的，手术是主要的治疗方式，并根据肿瘤具体情况考虑是否需要辅助化疗或放疗。

（顾　宇）

40. 为什么顽固的**外阴瘙痒**要及时就医

关键词

外阴瘙痒是妇科疾病中非常常见的一种症状，可能是由于炎症、感染、过敏等情况引起的，这些情况下经过对症的治疗症状一般就会缓解。如果是长期难以缓解的外阴瘙痒，要警惕是不是患有外阴皮肤的癌前病变或者癌变，需要尽快到医院就诊，由医生对病情进行判断。

外阴上皮内癌变　外阴癌　外阴瘙痒

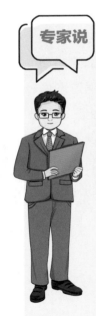

专家说

外阴鳞状上皮内病变是局限于外阴表皮内的一种癌前病变，外阴癌则属于外阴部位皮肤的恶性肿瘤。这两种外阴皮肤的病变都没有特异性的症状，常常表现为外阴部位顽固的瘙痒，有时会伴有皮肤表面的丘疹、肿块或者局部溃疡。因为这类疾病的症状和外观表现都不典型，在早期仅通过局部皮肤的病变外观是难以进行确诊的，因此当医生怀疑患者得了这类疾病时，需要对外阴局部的病变皮肤区域进行组织活检，就是切除怀疑有病变的局部皮肤，进行病理学检查，才能对病变的性质进行确认，并指导后续的治疗方案。因此，女性外阴部位如果出现顽固难以治疗的瘙痒症状，千万不能掉以轻心或因为不好意思而不去看病，以免延误病情。

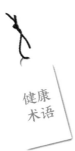

外阴鳞状上皮内病变： 在外阴部位鳞状上皮内形成的病损，包括低级别鳞状上皮内病变、高级别鳞状上皮内病变和分化型外阴上皮内癌变。前两种病变与 HPV 感染相关，其中低级别外阴鳞状上皮内病变发展为外阴癌的风险极低，病变经常可以自行退化。高级别外阴鳞状上皮内病变如果不处理，有较高的复发或进展到癌变的风险。分化型外阴上皮内癌变比较特殊，这种疾病与 HPV 感染无关，并且本身恶变的风险较高，一旦发生进展，经常在半年内发展为癌变。这种外阴病损经常同时伴随着外阴鳞癌出现。

（顾　宇）

第三章

怀孕和分娩

一

备孕和
产前检查

1. 为什么要做**孕前**优生检查

孕前优生检查可以使备孕夫妻双方了解孕前自身健康状况，查找影响孕育的高危因素，还可以对影响优生优育的因素进行干预，减少出生缺陷的发生，降低孕产妇死亡率。

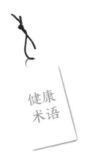

健康术语

出生缺陷： 又称先天缺陷，是指由于先天性、遗传性和不良环境等原因引起的出生时新生儿存在的各种结构性畸形和 / 或功能性异常。

关键词

孕前检查 优生优育 出生缺陷

专家说

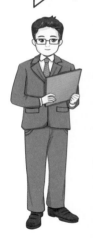

《中国出生缺陷防治报告（2012）》指出，目前我国每年新增出生缺陷儿约 90 万例，占出生人口总数的 5.6%。我国对于预防新生儿出生缺陷分为 3 个等级的预防措施，分别是：一级预防，即婚前、孕前干预；二级预防，即产前干预；三级预防，即产后干预。孕前优生检查是预防新生儿出生缺陷的第一道防线，对促进优生优育有着重要意义。

孕前优生检查是国家提供的免费检查服务，可以向当地妇幼保健机构咨询具体事宜。最佳检查时间是在怀孕前 3~6 个月，便于及时干预。健康精子和卵子结合才能有健康的新生儿，因此备孕夫妻双方均需到指定医疗服务机构接受孕前优生体检。

孕前优生检查提供多项免费服务。医务人员还会提供专业的优生健康教育、风险评估和咨询指导。在

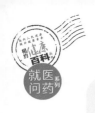

病史询问、体格检查后，夫妻双方将进行系统 9 项检查。其中，阴道分泌物、尿液常规检查可帮助规避可能出现的宫内感染和泌尿系感染；血型检测可规避胎儿溶血的风险；血液常规检查可规避贫血、血小板减少对胎儿的影响；肝功能检测、乙型肝炎血清学 5 项检测可规避垂直传播感染的可能；血清葡萄糖测定可规避血糖异常对母体胎儿的影响；肾功能检测、甲状腺功能检测可帮助规避肾脏和甲状腺功能受损对妊娠结局影响，指导生育时机选择，减少不良妊娠结局。

同时，病毒筛查 4 项（即梅毒螺旋体、风疹病毒、巨细胞病毒、弓形体检查）帮助规避特定微生物感染导致的死胎、流产、胎儿宫内发育迟缓的风险。此外，备孕准妈妈需额外接受 1 项影像学检查，通过妇科超声筛查子宫、卵巢有无异常。健康教育及查体结束后，医务人员会进行持续跟踪随访，关注备孕夫妇的早孕和妊娠结局。

（蔡　雁）

2. 为什么**高龄孕妇**
要进行产前诊断

相较于适龄阶段的女性，高龄孕妇胎儿染色体异常的发生风险明显增加，孕期并发病发生率也会相应增加。因此，为了保证母婴健康，高龄孕妇应积极进行产前诊断。

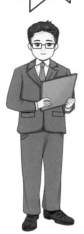

国际妇产科联盟定义分娩年龄在 35 岁及以上的妊娠为高龄妊娠，此时期的孕产妇称之为高龄孕产妇（advanced maternal age，AMA）。

随着高龄孕妇年龄的增长，染色体异常发生率是呈递增趋势的。研究显示，非高龄（＜35 岁）的普通人群中胎儿染色体异常的发生率平均为 1：800；预产年龄为 35 岁时，胎儿染色体异常的发生率为 0.4%；预产年龄为 40 岁时，胎儿染色体异常的发生率上升为 1.4%。这是由于随着年龄增长而发生的母体卵子老化。

《中华人民共和国母婴保健法实施办法》规定，初产妇年龄超过 35 周岁的，医师应当对其进行产前诊断。高龄孕妇患妊娠期高血压、妊娠糖尿病等并发病的风险增加。与 25~29 岁的孕妇相比，高龄孕妇体质指数显著增加，患高血压风险是其 2~4 倍，患 2 型糖尿病风险是其 2 倍，同时也会增加难产、早产等不良妊娠结局的风险。因此，为保证母婴安全，高龄孕妇应进行产前诊断。

尽管高龄是产前诊断的指征，但综合考虑病情、新技术的发展、孕妇意愿等因素，侵入性产前诊断不是高龄孕妇产前诊断唯一选择。不愿意或不适合采用有创产前诊断的高龄孕妇，可用母血清学筛查或孕妇外周血胎儿游离 DNA 产前筛查等方式评估胎儿 21- 三体等异常的风险。但值得注意的是，有创产前诊断具有不可替代的诊断价值。

关键词

高龄孕妇 产前诊断

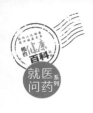

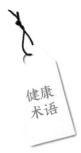

健康术语

产前诊断： 又称宫内诊断，是对胚胎或胎儿在出生前是否患有某种遗传病或先天畸形作准确的诊断。

（蔡　雁）

関键词

甲状腺　碘　产前检查

3. 为什么孕期要进行
甲状腺功能检查

甲状腺素对于胎儿神经系统发育尤为重要，是必不可少的激素。怀孕后，孕妇激素水平的改变，会引起甲状腺激素水平发生变化，甲状腺激素水平异常会影响母婴健康。甲状腺功能检查可及时发现异常，尽早干预，降低患病风险。

2019 年发布的《妊娠和产后甲状腺疾病诊治指南》中指出，妊娠期甲状腺疾病可以损害新生儿神经系统发育，增加流产、早产、低出生体重儿的风险，以及妊娠期高血压疾病等风险。

孕期发生甲状腺功能亢进、甲状腺炎、甲减等疾病，都会增加不良妊娠结局的风险。

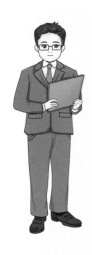

妊娠期合并甲状腺功能亢进属于高代谢的疾病，孕妇会出现心悸、食欲亢进、突眼等症状，该病会增加胎儿宫内发育迟缓、畸形等风险。妊娠期甲状腺炎中桥本甲状腺炎和亚急性甲状腺炎最常见。桥本甲状腺炎的孕妇遵医嘱将甲状腺激素水平控制在正常范围内，对母婴安全的影响较小。但亚急性甲状腺炎是由病毒感染所导致的疾病，会增加致畸、流产等不良妊娠结局的风险。妊娠期甲状腺功能减退，在孕早期的时候就会影响胎儿神经系统的发育，导致新生儿出生后智力降低。

因此，孕期甲状腺功能检查必不可少，可以帮助孕妇及时发现甲状腺异常，尽早干预，降低不良妊娠风险。

合理补充碘元素是预防甲状腺功能异常的重要措施，碘是合成甲状腺激素的重要微量元素。孕期作为人生特殊阶段，碘营养状况十分关键。如果碘摄入不足或过量，孕妇易出现甲状腺功能问题。

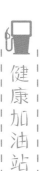

孕期如何科学补碘

根据 2019 年中华医学会发布的《中国妊娠和产后甲状腺疾病诊治指南》中推荐，孕期应至少在孕前 3 个月开始食用碘盐，以保证妊娠期有足够的碘储备。

中国营养学会对孕期补碘的推荐量为每天 230μg。孕妇每天需坚持使用合格碘盐，每周摄入 1~2 次富含

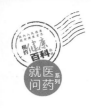

碘的海产品进行补碘，如海鱼、紫菜等。但也要警惕碘过量，碘摄入量的安全上限为每天 600μg，应适当食用含碘丰富的食物。

患有甲状腺疾病的孕妇最好遵循医生的建议补碘，并定期复查甲状腺功能。

（蔡 雁）

关键词

产前超声筛查　产前检查　出生缺陷

4. 为什么要进行孕中期**产前超声筛查**

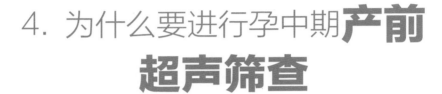

孕中期产前超声筛查，俗称"大排畸"，医生会通过超声仪器检查胎儿在宫内的情况，包括胎儿各个器官和系统的发育、胎盘、羊水情况等，可以帮助排查胎儿是否存在结构性缺陷，排除先天性心脏病、唇腭裂、脊柱裂、无脑儿等重大畸形，促进优生优育，减少出生缺陷的发生。

专家说

"大排畸"检查主要排除胎儿头面部、脊柱、心脏、腹部及肢体等方面是否存在畸形。其中头部通常会检查胎儿的颅骨结构、骨化程度等，胎儿颅骨内的结构十分重要，可以排除脑积水、无脑儿等缺陷。颜

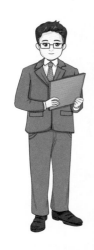

面部检查可以排除唇腭裂等畸形。肢体、脊柱检查可以排除脊柱裂、肢体曲线等异常。腹部检查，明确胎儿无肠道闭锁等异常。心脏检查以排除先天性心脏畸形。

但"大排畸"也并不是万能的。孕妇腹壁脂肪的厚度越厚，图像质量越差，可能会影响结果的判读。彩超只能筛查重大的结构缺陷，由于羊水情况、检查机器等因素的影响，对于部分畸形或微小畸形可能就发现不了。此外，超声只能看到胎儿器官结构有无问题，而不能看到有没有功能改变。因此，部分畸形是B超检测不出来的，例如新生儿的耳聋、白内障等。

"大排畸"一般建议在孕20~24周进行检查。这个时间段胎儿器官基本发育，可以发现大多数的胎儿结构异常，同时其在子宫内的活动空间比较大，图像显影也比较清楚。此外，如果检查出胎儿出生缺陷，可以接受产前诊断、宫内治疗，必要时可及时终止妊娠。

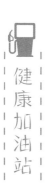

健康加油站

二维、三维、四维彩超怎么选

二维彩超是传统超声排畸检查，其图像显示的是脏器或结构的平面图像。

三维彩超增加胎儿表面成像功能，呈现立体图像。

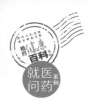

四维彩超呈现动态立体图像，增加胎儿动态观察，从胎儿的多角度、多方位进行身体结构排畸。

超声并不是维数越高就越好，二维图像是判断胎儿发育情况的基本依据，对胎儿畸形的判断能力高。三维、四维是二维技术的辅助，利于孕妇及家属直观看懂胎儿。

（蔡　雁）

关键词

胎儿颈后透明层厚度　产前检查

5. 为什么孕早期要进行
胎儿颈后透明层
厚度检查

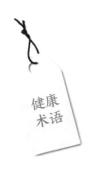

健康术语

颈后透明层： 指胎儿的颈后皮下组织内的积液。

胎儿颈后透明层厚度检查是孕早期非常重要的一项排畸检查，通过超声测量胎儿颈部后的透明层厚度来筛查胎儿染色体异常风险，尤其与染色体三体综合征密切相关。

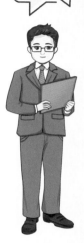

胎儿颈后透明层厚度（nuchal translucency scan，NT）与许多先天性缺陷和疾病存在重要的关联。通过 NT 检查，可以筛查出胎儿的染色体异常（如唐氏综合征）、心脏缺陷、脊柱裂、脊柱膨出以及脑积水等先天性缺陷。

NT 检查也有其时间限制，一般在孕 11~14 周之间进行检查是最佳时机。在孕 11 周之前，胎儿颈后的透明层还不够厚，无法进行有效检测。而在孕 14 周之后，这些颈后的液体会被发育中的淋巴系统吸收，测试结果也会产生偏差。

颈项透明层的厚度会随着孕周略微上升。NT 增厚是指 NT 值超过相应孕周的第 95 百分位。以 3mm 为界，如果测得的数值 <3.0mm，则被判定为正常；若测得的数值 ≥ 3.0mm，则被诊断为颈项透明层增厚。

这种增厚程度与胎儿异常有关。通常来说，颈项透明层的增厚越显著，胎儿异常的机会就越大，而且异常的严重程度也越高。

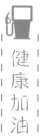

健康加油站

NT 值偏高时该怎么办

筛查结果并不等同于诊断结果。NT 值过高只是表示胎儿存在染色体异常的风险，并不能确认诊断。因此，当 NT 值异常时，医生需要结合其他检查结果进行综合评估才能做出进一步的判断。

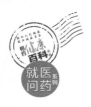

对于孕妇 NT 值过高的情况，可以结合进行唐氏综合征四联筛查或者无创产前 DNA 检测（non-invasive prenatal testing，NIPT），以进一步明确和排查胎儿是否存在某些问题。这样能够显著提高对潜在染色体异常危险因素的准确识别率。除了上述提到的方法，在医生的指导建议下，部分孕妇还可以考虑通过羊膜腔穿刺术或者绒毛膜绒毛取样进行产前诊断。

（蔡　雁）

6. 为什么每次产检都要
检测**尿常规**

尿常规检测中尿液颜色和化学成分都可以反映孕妇泌尿系统及其他组织器官的生理病理变化，对妊娠糖尿病、妊娠期高血压、生殖泌尿系感染等疾病的筛查、诊断和治疗具有重要意义。

尿常规检测的是尿液。尿液是血液通过肾脏代谢，经过输尿管、膀胱、尿道后排出来的液体。尿常规检查经济、方便，可以从多方面反映出孕妇的身体状况，为医生提供诊断依据，因此每次产检都要检测尿常规。

尿液中的化学成分有着不同的临床意义。尿液中反复葡萄糖阳性的孕妇，医生可以结合空腹血糖检测结果，及早诊断、防治妊娠糖尿病。尿蛋白是监测妊娠期高血压的重要手段，结果为阳性提示可能患有妊娠高血压或存在肾脏损伤。红细胞计数异常提示可能存在阴道出血、肾炎、凝血功能障碍等疾病。尿白细胞、亚硝酸盐、细菌、酵母样真菌均是泌尿系统感染的指标。尿酮体阳性在正常孕妇中占较高比例，主要与妊娠剧吐、饥饿、营养不良有关；但也能反映病理状况，如糖尿病酮症酸中毒等。

尿常规样本留取不规范容易让结果存在假阳性，因此正确留取尿常规格外重要。留取尿液时使用医院提供的一次性容器，避免因污染影响检验结果。注意外阴和尿道口的清洁，必要时可用湿巾将外阴擦洗干净，且留尿液前洗净双手。留取中段清洁尿，即前段和后段尿液弃掉收集中段尿液，留取 10mL 尿量。尿液长时间摆放，可能出现葡萄糖分解、细胞溶解等问题。因此，留取尿液标本后应直立放置，并尽快送检，尽可能在 1 小时内完成检验。

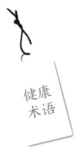

健康
术语

妊娠剧吐： 孕妇在早孕时出现头晕、倦怠、择食、食欲缺乏、轻度恶心呕吐等症状，称早孕反应。早孕反应一般对生活与工作影响不大，不需特殊治疗，多在妊娠 12 周前后自然消失。少数孕妇早孕反应严重，恶心呕吐频繁，不能进食，检测尿常规酮体阳性，影响身体健康，甚至威胁孕妇生命时，称妊娠剧吐。

（蔡　雁）

7. 为什么每次**产检**
都要**测量体重**

测量体重能及时了解和掌握孕妇的营养状况，判断胎儿的发育情况，对早发现、早防治妊娠期并发病有着重要临床意义。因此，体重测量是产检的必要检查项目。

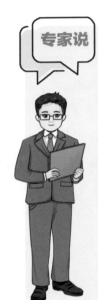

专家说

孕期的体重与孕妇及胎儿的健康息息相关。测量体重能了解胎儿的发育情况，并及早发现妊娠期并发病。

研究显示，妊娠期增重过多或过快，提示孕妇可能存在水肿等问题，也提示妊娠糖尿病、妊娠期高血压疾病、巨大胎儿、剖宫产及产后高体重滞留发生率增加。同时，体重增加过少或不足，提示孕妇可能存在营养不良、营养摄入不足等问题，也将增加妊娠合并贫血患病风险和早产、低出生体重儿等不良妊娠结局风险。

合理的孕期体重增长是胎儿正常生长发育的基本保障，有利于降低妊娠期并发症的风险，对母婴的远期健康发挥了关键作用。根据 2021 年中国营养学会发布的团体标准《中国妇女妊娠期体重监测与评价》，单胎妊娠的孕妇可根据自身孕前的体质指数，在孕期不同阶段进行科学的体重增长管理。

中国妇女妊娠期体重监测与评价团体标准

妊娠前 BMI 分类 / kg·m⁻²	总增长值范围 /kg	妊娠早期增长值范围 /kg	妊娠中晚期增长值均值及范围 /kg·week⁻¹
低体重（BMI<18.5）	11.0~16.0	0~2.0	0.46（0.37~0.56）
正常体重（18.5 ≤ BMI<24.0）	8.0~14.0	0~2.0	0.37（0.26~0.48）
超重（24.0 ≤ BMI<28.0	7.0~11.0	0~2.0	0.30（0.22~0.37）
肥胖（BMI>28.0）	5.0~9.0	0~2.0	0.22（0.15~0.30）

注：中国营养学会于 2021 年 9 月发布。

此外，为避免衣物重量不同、测量时间段差异、读数错误、体重秤误差等原因导致的体重测量误差，孕妇最好在同一体重秤、同一时间段、穿相似重量的衣物测量，进行科学的体重监测。同时，孕妇也需遵循《中国居民膳食指南（2022）》提出的核心饮食推荐来规律进餐，保证良好生活方式，科学运动，做好体重管理。

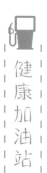
健康加油站

备孕及孕期妇女膳食指南

《中国居民膳食指南（2022）》中对于备孕及孕期妇女膳食指南的核心推荐建议包括以下几点。

（1）调整孕前体重至正常范围，保证孕期体重适宜增长。

（2）常吃含铁丰富的食物，选用碘盐，合理补充叶酸和维生素 D。

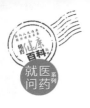

（3）孕吐严重者，可少量多餐，保证摄入含必要量碳水化合物的食物。

（4）孕中晚期适量增加奶、鱼、禽、蛋、瘦肉的摄入。

（5）经常进行户外活动，禁烟、禁酒，保持健康生活方式。

（6）愉快孕育新生命，积极准备母乳喂养。

（蔡　雁）

8. 为什么每次产检都要**监测血压**

测量血压是诊断妊娠期高血压最直观、简单的方法，妊娠期高血压疾病是孕产妇和围产儿死亡的主要原因之一。因此，血压是每次产检时的必查项目。

专家说

　　测量血压，是为了让产科医生充分了解孕妇的血压变化，尽早筛查妊娠期高血压疾病。研究显示，妊娠期高血压疾病会提高孕产妇多器官受损、胎盘早剥、

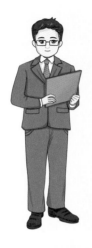

视网膜剥脱等疾病的发生率，还会增加胎儿宫内生长受限、新生儿窒息的不良妊娠结局风险，对母婴安全造成巨大的危害。

根据《妊娠期高血压疾病诊治指南（2022）》定义，妊娠期高血压是指同一手臂至少 2 次测量的收缩压 ≥ 140mmHg 和 / 或舒张压 ≥ 90mmHg。目前，将妊娠相关高血压疾病归为以下几类：妊娠期高血压、子痫前期—子痫、妊娠合并高血压、高血压伴发子痫前期。

子痫前期主要发生在孕 20 周以后，以高血压、蛋白尿和组织水肿为常见临床特征且伴有全身多脏器损害，是妊娠期高血压疾病严重的阶段。子痫前期是导致孕产妇死亡的第二大原因，也是围产儿死亡及婴儿出生缺陷的重要原因之一，严重威胁母婴安全。因此，妊娠期高血压疾病的治疗目的是预防子痫前期和子痫的发生。

预防妊娠期高血压疾病，保证母婴安全，需要注意以下几个方面。

（1）规律产检并监测血压。

（2）科学、适当锻炼。

（3）合理摄入饮食，避免高盐高脂饮食。

（4）充分休息、保证愉快心情。

（5）对于低钙摄入人群（每日 <600mg），推荐口服钙补充

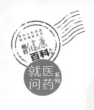

量至少为每日 1g。

（6）必要时小剂量阿司匹林治疗：对于有妊娠期高血压病史、胎儿生长受限、胎盘早剥病史、慢性肾脏疾病、易栓症等危险因素的孕妇，可以遵医嘱每日睡前口服低剂量阿司匹林。

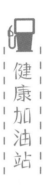

健康加油站

正确测量血压的方法

测量血压前，被测者应至少安静休息 5 分钟；测量取坐位或卧位。注意肢体放松，袖带大小合适。通常测量右上肢血压，袖带应与心脏处于同一水平，必要时测量两臂了解血压的增高情况。

（蔡　雁）

9. 为什么孕晚期产检要进行**胎心监护**

胎心监护可以客观地显示胎儿在宫内的情况，并帮助医务人员及时判断胎儿在宫内是否发生缺氧等危险，是反映胎儿宫内是否安全的重要检查。

进入孕晚期后，给胎儿提供氧气和营养的胎盘逐渐成熟老化，供氧能力也会随着胎盘老化的程度逐渐降低，容易导致胎儿在宫内缺氧。胎心监护可以客观判断胎儿在宫内是否缺氧。

胎心监护是应用胎心监护仪，连续监测并记录胎心率和宫缩的动态变化。一般分为内监护和外监护，内监护需要在胎膜破裂后方能使用，且发生宫内感染、胎儿头皮损伤风险增高。一般在孕晚期产检使用的均是无创的外监护。

根据中华医学会妇产科学分会产科学组颁布的《孕前和孕期保健指南（2018）》建议，胎心监护是孕 32~34 周低危孕妇的备查项目，自孕 37 周开始胎心监护作为必查项目；但当低危孕妇出现胎动异常等情况时，应及时进行胎心监护。对于妊娠期高血压疾病、多胎妊娠等高危的孕妇，可以自孕 32 周开始进行胎心监护。

孕晚期产检的胎心监护一般采用的是无应激试验，即在没有规律宫缩时进行监护。一般至少持续 20 分钟，如果因胎儿睡眠影响结果判读，可延长监护时长至 40 分钟。孕妇胎心监护一般采用半卧位或侧卧位，避免仰卧位低血压的出现。

胎心监护上有两条线，上方的表示胎心率，正常情况下波动在每分钟 110~160 次，下方的表示宫腔内压力，只要在有宫缩时就会增高，宫缩后随之下降；20 分钟内有 2 次以上的胎动，伴随胎动有 2 次以上的加速（妊娠足月胎心率至少每分钟增加

胎心监护 产前检查

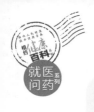

15 次，持续时间超过 15 秒），基线变异为中度变异，即胎心率自波峰到波谷的振幅改变在每分钟 6~25 次，这表示胎儿的宫内状况良好，没有缺氧。

当出现胎动减少、胎动时胎心不变提示胎儿可能宫内缺氧，为排除胎儿睡眠状态导致的假阳性结果，可延长胎心监护时长至 40 分钟。

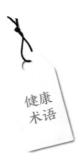
健康术语

无应激试验（non-stress test，NST）：
指在没有规律宫缩、未临产时行短时间的胎心监护，监护持续时长通常为 20~40 分钟。

（蔡　雁）

10. 为什么孕期要
超声监测**羊水**

羊水有保护胎儿和母体的作用，从羊水的状态可以判断胎儿的生长状况。羊水过多提示可能存在胎儿发育异常的风险，羊水过少可能导致胎儿宫内窘迫。因此超声检测羊水的变化可以协助判断胎儿情况。

羊水是指怀孕时孕妇子宫羊膜腔内的液体。羊水能保护胎儿免受外部的侵害，保证胎儿在子宫内的活动空间，避免胎儿与羊膜粘连，引发畸形。

羊水会随着孕周的增大而逐渐增多。妊娠 10 周羊水量约为 30mL，孕 20 周约 400mL，孕 36~38 周达到高峰，为 1 000~1 500mL，此后羊水就逐渐减少，孕 40 周时约为 800mL。正常足月时为 800~1 000mL。

羊水超过 2 000mL 为羊水过多，多在孕晚期出现。羊水过多可能是孕妇自身血糖过高引起胎儿血糖升高，导致胎儿尿量增多，进而出现了羊水过多。胎盘、脐带异常可导致羊水吸收受阻，也有可能导致羊水过多。此外，羊水过多也可能提示结构畸形和染色体异常。羊水过多增加早产、胎膜破裂等发生风险，危及母婴安全。

羊水量少于 300mL 为羊水过少。羊水漏出、胎儿肾脏畸形导致排尿减少等因素会导致羊水过少。羊水过少可能会导致胎儿生长受限、宫内窘迫、胎儿畸形等不良妊娠结局。

超声检测羊水的方法主要有两种：最大羊水深度（deepest vertical pocket，DVP）和羊水指数（amniotic fluid index，AFI）。孕晚期 DVP ≤ 2cm 或 AFI ≤ 5cm 应考虑羊水过少；DVP ≥ 8cm 或 AFI ≥ 25cm 应考虑羊水过多。

关键词

羊水 超声检查 产前检查

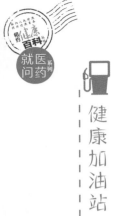
妊娠期不同阶段的羊水来源

孕早期：羊水来自母体血清，经胎膜进入羊膜腔。胎儿血液循环形成后，水分可通过胎儿皮肤排出成为羊水的来源之一。

孕中期：胎儿尿液排入羊膜腔，胎儿会吞咽羊水，使胎儿水量平衡。

孕晚期：水的运转除胎尿的排泄及羊水的吞咽外，又增加了胎肺吸收羊水这一运转途径。

（蔡　雁）

11. 为什么孕期要进行
糖耐量试验

孕妇在孕 24~28 周行口服葡萄糖耐量试验，以诊断妊娠糖尿病，尽早干预治疗。

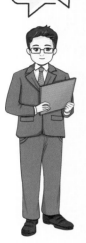

　　口服葡萄糖耐量试验（oral glucose tolerance test，OGTT）是一种检测葡萄糖负荷的试验，目的是观察机体对葡萄糖的适应能力。《妊娠期高血糖诊治指南（2022）》推荐孕妇于孕 24~28 周行 75g OGTT 检查，以作为妊娠糖尿病的诊断方法。

　　目前，我国多采用 75g 口服葡萄糖耐量试验。检查方法如下：检查前连续 3 天均需正常饮食，即每日进食碳水化合物不少于 150g。准备检查前禁食 8~10 小时。检查期间静坐。检查时，5 分钟内口服含 75g 葡萄糖（无水葡萄糖粉）的液体 300mL，从开始饮用葡萄糖水计算时间，分别抽取服糖前空腹、服糖后 1 小时、2 小时的静脉血，测定血浆葡萄糖水平。

　　需注意的是，OGTT 检查应于清晨 9 点前抽取空腹血，时间较晚可能影响检验结果。此外，检查前一晚应避免空腹时间过长而导致的清晨反应性高血糖，从而影响诊断。

　　空腹状态及口服葡萄糖后 1 小时、2 小时的血糖阈值分别为 5.1mmol/L、10.0mmol/L、8.5mmol/L，其中任何一个时间点的血糖值达到或超过上述标准，即诊断为妊娠糖尿病。

　　妊娠糖尿病若控制不佳会对母婴健康造成危害。对孕妇来说，可能会导致感染、羊水过多等危害，对胎儿来说，可能会增加巨大胎儿、胎儿生长受限、新生儿低血糖等疾病的患病风险。

　　对于妊娠糖尿病的孕妇来说，改变生活方式可以满足大部分孕妇对血糖的控制需要，必要时可通过遵医嘱使用胰岛素治疗达到血糖控制目标。

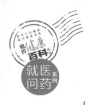

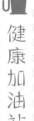

健康加油站

关键词

B族链球菌 产前检查

妊娠糖尿病的控制标准

根据美国糖尿病学会发布的《妊娠合并糖尿病诊治指南（2023）》，对于患有妊娠糖尿病的孕妇，孕期血糖控制目标建议为空腹血糖 <5.3mmol/L、餐后 1 小时血糖 <7.8mmol/L、餐后 2 小时血糖 <6.7mmol/L。

（马良坤　朱　灿）

12. 为什么孕晚期要进行
B 族链球菌筛查

B 族链球菌（group B streptococcus，GBS）在一定条件下不仅会导致孕妇患膀胱炎、羊膜腔感染等疾病的风险增加，也是导致新生儿感染的主要病原体。因此，孕晚期（孕 35~37 周）时孕妇应进行 B 族链球菌筛查。

专家说

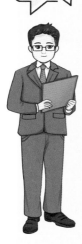

GBS 是一种机会致病菌，常在消化道和生殖道检出。其在一定条件下可由 GBS 定植状态转为致病菌，危害母婴健康。孕产妇感染后，出现膀胱炎、产后子宫内膜炎及产后脓毒症等，严重时会导致胎儿宫内死亡。孕妇 GBS 定植状态若不加以干预，会垂直传播至胎儿或新生儿，造成新生儿败血症和新生儿脑膜炎等疾病的风险增加。研究显示，中国新生儿侵袭性 GBS 病的病死率为 5%。

根据《预防围产期 B 族链球菌病（中国）专家共识（2021）》推荐，所有孕妇在孕 35~37 周时应进行阴道 - 直肠 GBS 筛查，筛查有效期为 5 周，若 GBS 阴性者超过 5 周未分娩，需重新筛查以保证母婴安全。

根据美国妇产科医师学会发布的《新生儿早发型 B 族链球菌感染预防专家共识（2020）》，联合取样可增加检出率，即推荐阴道取样和直肠取样可以使用 1 个拭子。取样方法为在不使用阴道窥器的情况下，用拭子在阴道下 1/3 取样，然后用同一拭子通过直肠括约肌在直肠内取样。

B 族链球菌筛查阳性时，孕妇自行用药是大忌。产科医生会根据情况给予用药指导。一般孕 35~37 周 GBS 筛查为阳性的孕妇，在发生胎膜早破或进入产程后，医生会针对 GBS 预防性地使用抗生素，可以有效降低新生儿早发型 B 族链球菌感染发病率，进而有效降低新生儿死亡率。

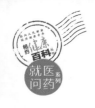

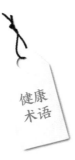

健康术语

B 族链球菌： 又称无乳链球菌，是一种兼性厌氧的革兰阳性球菌，可间断性、一过性或持续性定植于消化道和生殖道。

B 族链球菌定植： 指孕期在阴道、直肠或肛周取样培养呈 B 族链球菌阳性。

机会致病菌： 由正常菌群在机体免疫功能低下，集聚部位改变或菌群失调等特定条件下引起的感染的细菌。

新生儿早发型 B 族链球菌感染： 新生儿在出生后第 1 周内发生 B 族链球菌感染。

（马良坤 朱 灿）

孕期用药

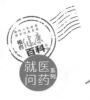

13. 为什么补充**维生素 B 族**
可以缓解妊娠呕吐

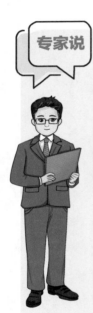

恶心、呕吐是常见的妊娠反应，多数可自行缓解无需处理，但症状严重者常需要进行药物治疗。在妊娠剧吐的治疗药物清单中，维生素 B_6 占据一席之地。维生素 B_6 真的能止吐吗？

专家说

妊娠期恶心呕吐的发病时间对疾病诊断有着重要意义。一般来说，妊娠期恶心呕吐在妊娠 16 周之前发病，并已排除了其他导致恶心和呕吐的原因。当症状出现在妊娠早期，恶心和 / 或呕吐严重到不能正常进食和饮水，并严重限制日常活动时，可以诊断为妊娠剧吐。

根据 2024 年英国皇家妇产科医师协会更新的《妊娠期恶心呕吐指南（69 号）》，对于需要治疗的轻中度妊娠期恶心呕吐孕妇，维生素 B_6 是一线治疗药物。维生素 B_6 在红细胞内转化，作为辅酶对蛋白质、碳水化合物、脂类的各种代谢功能起作用。同时，维生素 B_6 能够参与氨基酸、神经递质的合成，起到营养神经，调节内分泌，抑制胃肠黏膜神经，镇定等作用，从而可以减轻孕妇的孕吐症状。此外，维生素 B_6 在肾功能正常时几乎不产生毒性，因此维生素 B_6 是缓解妊娠期恶心呕吐的安全药物。

根据美国妇产科医师学会《妊娠期恶心呕吐指南（2018）》推荐，维生素 B_6 在治疗过程中的使用量为 10~25mg，口服，每日 3~4 次，每日用量一般不超过 100mg，孕前 1 个月服用维生素可以减少妊娠恶心呕吐的发生率和严重程度。

但需注意的是，孕妇不应自行服药，长期过度服用可能让胎儿患上维生素 B_6 依赖症。此外，若出现严重且持续的恶心呕吐，或出现不能进食、脱水、嗜睡及意识模糊等症状，应及时到医院诊疗。

除服用药物外，还可以从食物中摄取维生素。中国营养学会膳食指南推荐，孕妇每天维生素 B_6 推荐摄入量为 2.2mg。孕妇可考虑补充复合维生素，或通过白色肉类（如鸡肉）、全谷类（如小麦）、坚果等食物补充。

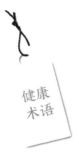

健康术语

胎儿维生素 B_6 依赖症： 孕妇过量或长期服用维生素 B_6 导致胎儿对其产生依赖性，新生儿出生后可产生戒断症状，可致新生儿癫痫发作。

（马良坤　朱　灿）

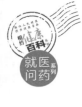

14. 孕期**流行性感冒**
高热可以服用**退热药**吗

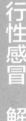

关键词

流行性感冒　解热镇痛药　孕期用药

解热镇痛药：是一类具有解热镇痛作用的药物，其中除乙酰苯胺类（对乙酰氨基酚）外，还具有抗炎、抗风湿作用，故又称解热镇痛抗炎药。

健康术语

孕妇是流行性感冒的高危人群，而发热是流行性感冒的主要症状之一，持续高热会增加出生缺陷等不良妊娠结局的发生风险。那么，当孕妇发热时，我们该如何应对呢？

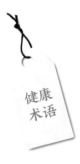

专家说

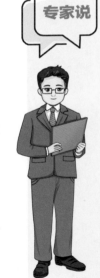

感冒主要是由病毒感染而引起的，分为普通感冒和流行性感冒。发热是流行性感冒的常见症状。发热且体温低于 38.5℃时，不推荐孕妇用药，该阶段孕妇可以用温水擦拭等方法进行物理降温，注意补充水分和能量，测量体温，关注体温变化。

在妊娠 4 周后，如孕妇持续高热（即体温 >39℃且持续超过 24 小时），是导致出生缺陷和婴儿不良结局的危险因素。当体温在 38.5℃及以上时，孕妇可以使用退热药。首选的安全退热药是对乙酰氨基酚的单方制剂（如对乙酰氨基酚片），不推荐选择复方对乙酰氨基酚。在咨询医生后，孕妇可以遵医嘱服用对乙酰氨基酚片。需注意用药间隔需为 4~6 小时，24 小时内不超过 4 片，退热后立即停药。过敏、肝功能异常等符合用药禁忌证的孕妇禁服。

如果高热不退，可以加用局部冷疗法。用毛巾包裹冰袋放在前额、体表大血管（腋窝、腹股沟等）所在部位的皮肤表面，每次不超过 30 分钟。冰袋禁止放于孕妇枕后、耳廓、心前区、腹部和足底。

如果孕 4 周前，孕妇在怀孕不自知的情况下服用药物，不用过于焦虑，应做好情绪管理，顺其自然。因为在孕 4 周内，药物对胚胎的影响为"全"或"无"，即若药物对胚胎毒性很强，可致胚胎早期死亡而流产，即为"全"；若药物未能导致胚胎死亡，则胚胎能继续发育，即为"无"的意思。

（马良坤　朱　灿）

15. 为什么有**子痫前期**高危因素的孕妇要服用阿司匹林

子痫前期是妊娠期常见并发症之一，是导致孕产妇死亡的第二大原因，也是围产儿死亡及婴儿出生缺陷的重要原因之一。因此，子痫前期的早期预防至关重要。

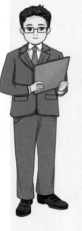

关键词

子痫前期 阿司匹林 孕期用药

子痫前期是一种严重的妊娠期并发病，会引发严重的母儿并发病、威胁母儿健康。研究显示，在高危人群中使用小剂量阿司匹林能降低子痫前期发病率，还可以降低早产、低于胎龄儿等不良事件的发生风险。

阿司匹林可以降低血栓素 A2 与前列环素的比值，减少子痫前期因比值失衡出现临床症状的可能性。同时，阿司匹林可以减少血浆可溶性 FMS 酪氨酸激酶 1（FMS-like tyrosine kinase 1，sFlt-1）的产生，而 sFlt-1 水平升高是子痫前期的显著特征。阿司匹林还可以抑制滋养细胞凋亡，滋养细胞侵袭受损是子痫前期的发病机制之一。此外，阿司匹林具有抗炎的作用，而炎症免疫过度激活及子痫前期发病的重要机制。因此阿司匹林对于预防子痫前期有着重要意义。

大量研究证实，低剂量使用阿司匹林的安全性较高，可以用于预防子痫前期。

根据中华医学会妇产科学分会妊娠期高血压疾病学组发布的《妊娠期高血压疾病诊治指南（2020）》推荐，对存在肾脏疾病、高凝状况等子痫前期高危因素者，可以在妊娠早中期（孕 12~16 周）开始每天服用小剂量阿司匹林（50~150mg），依据个体因素决定用药时间，预防性应用可维持到孕 26~28 周。

美国预防服务工作组制定了子痫前期的临床风险评估表，对需用低剂量阿司匹林的孕妇进行了明确的界定。

子痫前期的风险评估表

风险等级	危险因素	推荐
高	子痫前期病史,尤其并发不良后果者 多胎妊娠 慢性高血压 孕前即患有 1 型或 2 型糖尿病 肾脏疾病 自身免疫性疾病(即系统性红斑狼疮、抗磷脂综合征) 多种中等风险因素的组合	如果存在 ≥ 1 条高危因素,推荐预防性使用小剂量阿司匹林
中	初产妇 肥胖(BMI ≥ 30kg/m^2) 子痫前期家族史(即母亲或姐妹) 黑人(由于社会因素而非生物医学) 收入较低 35 岁及以上 个人病史因素(例如,低出生体重儿或小于胎龄,既往不良妊娠结局,妊娠间隔 >10 年) 体外受孕(IVF-ET 术后)	如果存在 ≥ 2 条中危因素,推荐预防性使用小剂量阿司匹林 如果有以下其中 1 条中危因素,即考虑使用小剂量阿司匹林
低	既往无并发症足月分娩或无风险因素	不推荐使用小剂量阿司匹林

　　但是,对于存在基础疾病如自身免疫性疾病等的孕妇,并非仅仅给予小剂量阿司匹林,需要在专科评估后,决定是否使用其他针对性药物。此外,应用小剂量阿司匹林作为预防手段,孕妇也不要忽视严密监控的重要性。

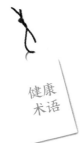

健康
术语

滋养细胞: 指具有滋养功能的细胞,来自胚胎外的滋养层。

（马良坤　朱　灿）

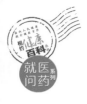

16. 为什么有**早产迹象**的孕妇需要服用地塞米松

关键词

早产迹象 地塞米松 孕期用药

有过住院保胎经验的孕妇，相信不少人都曾听到过医生说："有早产风险，使用地塞米松促胎肺成熟吧！"地塞米松是何方神圣，为什么有早产风险的孕妇需要使用呢？

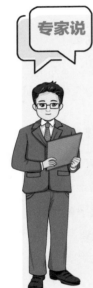

专家说

胎肺发育是关乎早产儿的存活率的关键指标。相对于体内的其他器官，肺部的发育是较慢的。因此，有早产迹象的孕妇需要用药以促进胎肺成熟。

糖皮质激素可以促进肺表面活性物质的合成及释放，降低表面张力，稳定肺泡内压。同时，可以加速肺结构发育、改变肺组织形态，使肺泡壁变薄，扩大肺泡腔，改善肺功能。此外，糖皮质激素还可以加速肺抗氧化酶系统的发育成熟，改善肺泡功能。因此，糖皮质激素能够促胎肺成熟，明显改善早产儿预后。

因此，根据欧洲围产医学会发布的《早产风险孕妇糖皮质激素应用指南（2023）》推荐，孕24~33周预计未来7天内会发生早产的孕妇，应给予糖皮质激素。在糖皮质激素给药后7天内分娩的新生儿获益最大，即使只能给予单剂量糖皮质激素，也会改善胎儿神经发育，可以降低新生儿死亡率和发病率。

中华医学会妇产科学分会发布的《早产的临床诊断与治疗指南（2014）》指出，目前适用的糖皮质激素主要是倍他米松和地塞米松。两种药物均可通过胎盘发挥作用，尽管倍他米松具有更长的半衰期，但并没有确切的证据表明其效果优于地塞米松。并且研究表明，使用地塞米松后，新生儿颅内出血发病率明显低于使用倍他米松。

糖皮质激素给药均为肌内注射，治疗方案有以下 3 种。

（1）倍他米松：每次 12mg，每 24 小时 1 次，共 2 次。

（2）地塞米松：每次 6mg，每 12 小时 1 次，共 4 次。

（3）地塞米松：每次 12mg，每 24 小时 1 次，共 2 次。

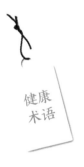

健康术语

糖皮质激素：是由肾上腺皮质中束状带分泌的一类甾体激素，主要为皮质醇，具有调节糖、脂肪、和蛋白质的生物合成和代谢的作用，还具有抑制免疫应答、抗炎、抗毒及抗休克作用。

（马良坤　朱　灿）

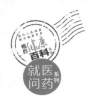

17. **无痛分娩**使用的镇痛药物安全吗

十月怀胎，一朝分娩，没有什么比新生命的降临更令准妈妈激动与期待，但在分娩过程中，不可避免的是需要面临剧烈的生产宫缩痛，甚至有人因无法忍受而选择剖宫产。椎管内分娩镇痛是迄今为止分娩镇痛效果最确切的方法，但是，无痛分娩对宝宝是安全的吗？这个问题一直困扰着孕妈妈们。

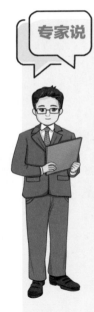

专家说

无痛分娩准确来说应该称为"分娩镇痛"，指使用各种方法使分娩时的疼痛减轻的方法，包括非药物性镇痛和药物性镇痛两大类。椎管内分娩镇痛属于药物镇痛的方法。

药物分娩镇痛给予的药物的浓度远低于剖宫产手术麻醉的量，且给药途径不是静脉给药，而是推注椎管内，这意味着药物并不会大量进入母体的血液循环。药物要先被母体吸收，同时有胎盘屏障的存在，能进入胎儿体内的药物量更是微乎其微。因此分娩镇痛药物的安全性较高，对胎儿不会产生不良影响，更不会阻碍胎儿的脑部发育。

根据《中国椎管内分娩镇痛专家共识（2021）》推荐，分娩镇痛的实施时机不以产妇宫口大小作为分娩镇痛的开始时机。进入产程后，产妇提出接受分娩镇痛的要求，经评估无禁忌证，在产程任何阶段均可开始实施椎管内分娩镇痛。

此外，分娩镇痛不等于完全无痛，其目的是有效缓解产痛，而不是让产痛消失。痛觉减轻，但产妇的运动神经不受影响，因此产妇仍可活动肢体。此外，还可便于产妇在第二产程感受疼痛的到来，配合宫缩正确用力，促进产程顺利进展。

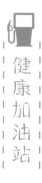

药物镇痛期间的饮食和液体管理

进入产程后，产妇应避免摄入固体食物，避免意外情况下的误吸。分娩期间可适当摄入清饮料，包括水、运动饮料等。使用药物镇痛前，会根据产妇禁食水情况及病情，决定补液的种类及速度，根据产妇生理及病情需要，维持液体输注直至分娩结束。

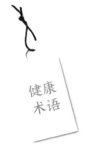

第二产程： 又称胎儿娩出期，指从子宫口开全到胎儿娩出。

胎盘屏障： 将母体血和胎儿的血隔开，又能进行选择性的物质交换所通过的结构。

（马良坤　朱　灿）

孕期保健

18. **孕期贫血**怎么办

怀孕后，准妈妈们面临着各种各样的问题，其中孕期贫血便是其中的"常客"。长期贫血会对孕妇及胎儿造成不利影响，如妊娠期高血压疾病、产后出血、产后感染等风险增加，同时可增加胎儿生长受限、胎儿缺氧甚至死胎等风险。那么，准妈妈们在孕期到底该如何纠正贫血呢？

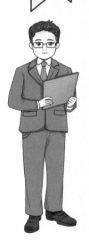

世界卫生组织（World Health Organization，WHO）提出贫血的诊断标准为：妊娠早期血红蛋白 <11g/dL，妊娠中期血红蛋白 <10.5g/dL，妊娠晚期血红蛋 <11g/dL。贫血是妊娠期常见疾病，妊娠期贫血以缺铁性贫血为主。

为维持胎儿生长发育及适应妊娠期血容量增加，而铁是合成血红蛋白的必需原料，因此孕期铁的需求量增加。怀孕期间需额外的铁储备（约 1g）。铁不足易出现缺铁性贫血。妊娠期缺铁性贫血会增加早产和围产期死亡率的风险。

血红素铁比非血红素铁更容易吸收。膳食铁中 95% 为非血红素铁。因此仅通过食物难以补充足够的铁，通常需要补充铁剂。为了避免食物抑制非血红素铁的吸收，建议进食前 1 小时口服铁剂，与维生素 C 一同服用，增加铁的吸收率。此外，还需注意铁剂应避免与其他药物同时服用，避免影响铁的吸收。

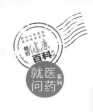

根据中华医学会围产医学分会发布的《妊娠期铁缺乏和缺铁性贫血诊治指南（2014）》，铁缺乏和轻度、中度贫血者以口服铁剂治疗为主，进食富含铁的食物，如红色肉类、鱼类及禽类等。需注意的是，富含维生素 C 的食物有利于铁吸收，而奶制品、咖啡等食物会抑制铁吸收。

重度贫血者需口服铁剂或注射铁剂治疗，还可以少量多次输注浓缩红细胞。不能耐受口服铁剂或口服铁剂无效者，妊娠中期后可选择注射铁剂。注射铁剂的剂量取决于孕妇体重和血红蛋白水平。

极重度贫血者首选输注浓缩红细胞，待血红蛋白达到 70g/L、症状改善后，可改为口服铁剂或注射铁剂治疗，治疗至血红蛋白恢复正常后，应继续口服铁剂 3~6 个月或直至产后 3 个月。

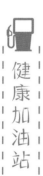

健 康 加 油 站

贫 血 分 级

由于红细胞容量测定较复杂，临床上常以血红蛋白浓度来进行贫血分级。贫血程度以 30g/L 为一个阶梯，分为轻、中、重、极重四度。轻度：血红蛋白含量在正常下限到 90g/L 之间；中度：血红蛋白含量在 60~90g/L；重度：血红蛋白含量在 30~60g/L；极重度：血红蛋白含量在 30g/L 以下。

（马良坤　朱　灿）

19. 孕期**便秘**怎么办

便秘是孕期常见的不适症状之一，且会随着孕周的增加，症状会愈发严重。很多孕妇都经历过便秘的痛苦，严重影响了其生活质量。那么，孕期该如何预防便秘呢？

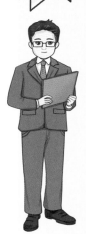

妊娠期妇女是便秘的高发人群。因为孕期孕激素分泌增加，影响胃肠道激素的分泌，使胃肠功能减弱，肠道动力下降。孕中晚期时，子宫逐渐增大压迫盆腔、肠道等，导致便秘。此外，铁剂的服用、膳食纤维摄入不足、饮水量少及运动不足等因素也会导致便秘。

孕妇可以通过以下方式改善便秘。

（1）建立良好的排便习惯：晨起饮用1~2杯温水，可以刺激肠道蠕动，并尝试排便。尝试排便的过程中，注意避免看手机等行为分散注意力，可以同时从腹部右下部顺时针按摩到左下腹部以促进排便。

（2）调整饮食：每天保证 20~35g 的膳食纤维摄入。燕麦等全谷物、黑豆等豆类、菠菜等绿色蔬菜、水果等食物都富有膳食纤维。膳食纤维可以促进肠蠕动，缓解便秘症状。此外，孕妇还需注意避免高油高脂的食物，过多的油脂会加重便秘。

（3）足量饮水：根据中国营养学会发布的《中国备孕妇女平衡膳食宝塔》，孕妇每日需饮用 1 500~1 700mL 水。饮水量

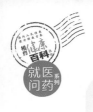

不足会导致大便干结，进而导致便秘。

（4）适当科学运动：在没有运动禁忌的情况下，孕妇可以适当进行运动，如瑜伽等。运动可增加肠道动力，有助于排便。

（5）必要时遵医嘱用药：当生活方式不能缓解便秘或便秘症状严重时，可遵医嘱进行药物干预。乳果糖口服液不被吸收入血，不影响营养吸收，不影响胎儿发育，通常作为治疗便秘的一线药物。乳果糖可以刺激结肠的蠕动，恢复结肠的生理节律，从而促进排便，缓解便秘症状。

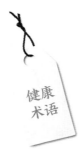

便秘：是一种（组）临床症状，表现为排便困难和 / 或排便次数减少、粪便干硬。排便困难包括排便费力、排出困难、肛门直肠堵塞感、排便不尽感、排便费时以及需手法辅助排便。排便次数减少指每周排便少于 3 次。

（马良坤　朱　灿）

20. 孕期**牙痛**怎么办

俗话说："牙痛不是病，痛起来要人命。"突如其来的牙痛对孕妇来讲，可能更是有过之而无不及。牙痛，可严重影响孕妇的生活，甚至影响胎儿的健康，因此不可忽视。那么，当妊娠期遇上牙痛，准妈妈们应该怎么办呢？

专家说

怀孕后，在高水平雌孕激素的刺激下，口腔疾病的发生率提高。因早孕反应反流到口腔的酸性物质会破坏牙釉质，从而增加患龋齿的风险。此外，食用酸甜类的食物、用餐后没有及时清洁口腔等行为因素，会导致孕妇更容易患上龋齿、牙龈炎症等口腔疾病。

口腔健康与全身健康密切相关。牙周致病菌可能会通过牙周袋破溃处，经血液循环到达身体其他部位，影响全身健康。研究显示，牙周炎可能增加早产、低体重儿等不良妊娠发生的风险。

孕期出现牙龈肿痛、牙疼等情况需及时就医。一般来说，孕期常规口腔治疗如洁牙及牙周治疗、龋齿充填是安全的。美国妇产科医师学院资源匮乏女性健康照护委员会在2017年提出，患者需要保证口腔疾病的预防、诊断和治疗，包括牙科X线检查（在腹部和甲状腺防护下进行），在怀孕期间也是安全的。

孕早期胎儿致畸剂量为50mGy，单次口腔组织X线检查的辐射剂量为7mGy左右，加上在铅衣防护腹部，口腔组织X线检查放射线吸收剂量远低于可能导致胎儿畸形的最小剂量。

若口腔疾病严重的孕妇，在医生全面完善的评估下，可用舒适化口腔治疗模式，应用安全性较高的药物，在确保孕妇在自然放松的状态下完成口腔治疗，避免疼痛引起宫缩，保证母婴安全。

口腔健康 孕期保健

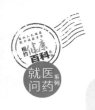

此外，在日常生活中，孕妇要注意牙齿清洁，预防口腔疾病，避免牙周疾病加重。孕妇应使用不损伤牙龈的软毛牙刷，充分清洁牙齿的朝向脸颊的牙面、朝向舌头的牙面和咬合面。进行饭后漱口或刷牙，保持良好的口腔卫生。

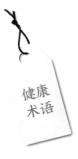

健康术语

龋齿：俗称蛀牙或虫牙，是牙体组织被龋蚀，逐渐毁坏崩解，形成龋洞的一种口腔疾病，是口腔的常见病和多发病。

（马良坤　朱　灿）

21. 孕期如何科学**运动**

所有无运动禁忌证的孕妇均建议进行规律运动。可选择中等强度的有氧运动、抗阻运动。处于不同孕期应科学地选择不同运动类型和种类，注意运动频率及强度，以保证母婴安全。

专家说

孕期运动可以控制体重，预防便秘，改善后背肌肉力量以预防背痛，提高睡眠质量，预防妊娠糖尿病的发生，增加阴道顺产的机会，增强产程和分娩的体力。

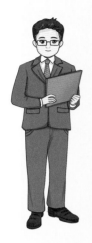

有氧运动、抗阻运动这些有大肌肉群参与的运动更为推荐，避免进行身体接触、有摔倒及受伤风险的运动。中等强度运动更为安全，比如有氧运动中跳绳不适合在孕期进行，而瑜伽更为适合。可以巧用心率来判断运动种类是不是适合自己，中等强度运动应该是心率增快，可说话但无法唱歌。

孕妇在不同锻炼强度时的目标心率范围

孕妇年龄 / 岁	锻炼强度	每分钟心率 / 次
≤ 29	轻度	102~124
	中等	125~146
	剧烈	147~169
≥ 30	轻度	101~120
	中等	121~141
	剧烈	142~162

不同孕期的运动侧重点各有不同。孕早期以轻松、柔和练习为主；孕中期适当加大运动强度，增强核心肌群训练；孕晚期练习辅助分娩的动作，增加腰背部、盆底肌肉的弹性和力量。孕12周后每周进行 3~5 天盆底肌肉练习，如凯格尔运动，以减少尿失禁风险。

科学地进行孕期锻炼，运动频率及强度对母婴安全来说很重要。餐后不要立刻运动，间隔至少 30 分钟后进行中等强度运动，如果孕前没有运动习惯，运动时间从 10 分钟开始，逐步延长至 30 分钟。每周 3~5 天，累积每周不少于 150 分钟的运动频率更为推荐。为了安全，运动过程中应保持充足的水分供给，穿宽松的衣服，避免在高温和高湿度环境中运动。

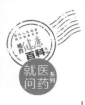

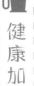

健康加油站

体位　左侧卧位

孕期运动禁忌证

运动虽然有很多好处，但有些情况是绝对不能运动的，如严重心脏或呼吸系统疾病、重度子痫前期／子痫、宫颈机能不全、先兆早产／流产、28 周后的前置胎盘、胎膜早破、重度贫血等。此外，一旦孕妇在运动过程中出现下腹疼痛、阴道出血流液、眩晕、心悸、胸痛及伴有疼痛的宫缩等情况，就要立刻终止运动。

（甘　娟）

22. 为什么**左侧卧位**是
孕中晚期的最佳睡姿

怀孕后，如何睡觉也是一门学问。左侧卧位，一直是产科医生口中的孕晚期最佳睡姿，为什么"千姿百态"中它是最优选，怎样才能保持舒适的左侧卧位呢？

专家说

从生理的角度来讲，在孕中晚期子宫迅速增大，大多数孕妇子宫是右旋的，所以采用左侧卧睡可以改善子宫的右旋程度，可减轻增大的子宫对孕妇腹主动

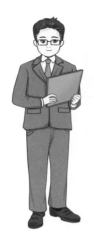

脉、下腔静脉和输尿管的压迫，改善血液的循环，保证胎盘血供，避免胎儿缺氧、宫内窘迫，进而有利于胎儿的生长发育。

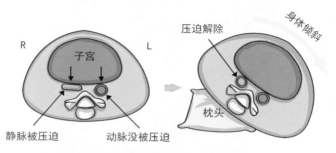

左侧卧可解除子宫对静脉的压迫

左侧卧睡能够减轻子宫对下腔静脉的压迫，减轻孕妇下肢水肿，同时增加回到心脏的血流量。平躺时增大的子宫会压迫下腔静脉、主动脉，易导致仰卧位综合征，出现头晕、呼吸困难的缺氧症状。左侧卧位的睡姿可以防止孕妇出现仰卧位综合征。

左侧卧位并不要求身体侧成 90° 与床垂直。研究发现，孕妇垂直左侧卧时，髋骨承受的压力高于 60mmHg，易造成髋部压痛，甚至形成压力性损伤。正确的睡姿是躺好后慢慢地把身体向左边侧，膝盖微微弯起，尽量把身体的角度调整在 30° 左右的位置即可。孕晚期的孕妇可以用侧卧枕填补腹部与床面的空间。

此外，尽管左侧卧位是孕中晚期的最佳睡姿，但孕妇无需一直保持左侧卧位，可以适当转身，舒缓肢体。也可采用半卧位的睡姿，用枕头垫于上半身的身下，使床头适度抬高。

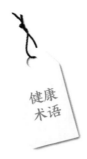

仰卧位综合征： 主要发生在妊娠晚期，是指取仰卧位时，出现头晕、恶心、呕吐、胸闷、面色苍白、出冷汗、心跳加快及不同程度血压下降，当转为侧卧位后，上述症状即减轻或消失的一组综合征。

（甘　娟）

下肢静脉曲张　孕期保健　孕期并发病

23. 为什么孕期会出现

下肢静脉曲张

怀孕后，部分孕妇发现，随着妊娠进展，腿上原先不显山露水的血管慢慢显形，状似蚯蚓，即传说中的"静脉曲张"，这是怎么回事，又该怎么办呢？

专家说

怀孕后孕妇出现下肢静脉曲张的原因有很多。怀孕后，孕妇体内的激素水平会出现很大的变化，例如，黄体素水平的增加容易造成血管壁扩张，诱发静脉曲张。

随着妊娠周数的增加、胎儿体重增长，逐渐增大的子宫会压迫髂静脉和下腔静脉，下肢血流回流受阻，

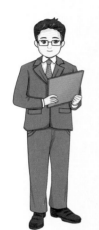

可能引起下肢静脉曲张。孕期体重超标会进一步增加下肢静脉负担。

久坐久站、孕期运动量减少会使血流流速减慢，小腿肌肉泵挤压作用变弱，也易造成孕期下肢静脉曲张。

此外，静脉壁薄弱、静脉瓣发育异常等先天性因素和遗传因素也会导致下肢静脉曲张。

若患有下肢静脉曲张，孕妇可能会出现腿部瘙痒、水肿、腿麻等不适，但孕期静脉曲张基本不会影响循环系统。若病情严重，出现下肢血栓性静脉炎或深静脉血栓等情况，需及时就诊，避免严重影响到孕妇以及胎儿的健康。大部分孕妇在分娩后，静脉曲张会有所好转。

健康加油站

如何预防下肢静脉曲张

（1）坚持运动，避免久坐久站，保证每天有适当的活动量。建议选择比较温和的运动，例如散步、瑜伽等。根据妊娠期运动专家共识推荐，无运动禁忌证的孕妇，每周进行5次、每次持续30分钟的中等强度运动。另外，平时久坐久站的孕妇建议多做些抬高腿部的动作。

（2）注意饮食，合理控制体重。一般来说，正常体重的健康孕妇整个孕期建议体重增长控制在12kg左右，孕期体重增加过多，给孕妇带来的危害是很多的，所以建议科学饮食。

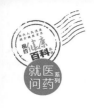

（3）养成正确的睡姿。建议尽可能采用左侧卧位睡姿，以减少子宫对下腔静脉的压迫，从而减轻腿和脚所承受的静脉压力。孕妇在睡觉时也可以拿一个软枕头将脚垫高，促进血液循环。

（甘　娟）

24. 为什么孕期会出现**头晕**

头晕是妊娠期间常见的症状之一，可影响孕妇的身体、心理等健康状态。那么为什么孕期会出现头晕，又该怎样处理和预防呢？

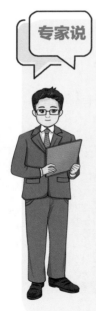

专家说

脑供血不足导致脑缺氧、缺血易导致头晕。为了适应子宫、胎盘及各组织器官增加的血流量，孕妇血液循环增加，血浆量增加会多于红细胞增加，从而出现生理性的血液稀释。怀孕的早中期，由于胎盘的形成，孕妇的血压会有一定程度的下降，流至大脑的血流量也因此减少。因此，孕妇需适量多吃营养丰富的食物，并进行适当户外运动，做好血压监测，以避免血压低的情况。

进食过少，血糖偏低易导致头晕。部分孕妇由于妊娠反应，胃口不好，进食太少。此时，孕妇血糖会偏低，且在该种情况下孕妇除了会突发头晕外，还可能伴有心悸、乏力、冷汗等应激反应。因此，孕妇应保持规律用餐，做好加餐，随身小食品，以便在突发头晕时，及时补充糖分。

体位不当会压迫血管，导致头晕。这是因为怀孕时子宫增大压迫下腔静脉而导致心脑供血减少，快速的体位变化会导致直立性低血压，引发头晕。因此，孕妇们要避免长时间仰卧或半躺坐位等不当体位，尽可能地减少该种头晕发生。在孕妇的日常生活中，也要注意一定要有人陪同，避免摔倒。

休息不足会导致头晕、头痛，这一情况一般不需要药物治疗，调整作息、放松心情，头晕、头痛现象便会有所缓解。

值得特别关注的是，当孕妇头晕眼花伴有水肿、血压升高、尿泡增多且持续性长等症状时，可能是妊娠期并发病，例如子痫前期等疾病发出的信号，必要时到医院做细致的针对性检查。

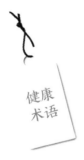

健康术语

直立性低血压：指从卧位转为立位 3 分钟以内，收缩压下降 ≥20mmHg 和 / 或舒张压下降 ≥10mmHg，伴或不伴头晕、目眩、心慌、胸闷、面色苍白、四肢湿冷、恶心、呕吐、乏力等症状。

子痫前期：是妊娠期特有的一种多系统进展性疾病。是指妊娠 20 周以后，出现血压升高和蛋白尿，并可出现头痛、眼花、恶心、呕吐、上腹不适等症状。子痫是由子痫前期发展成更为严重的症状，引起抽搐发作或昏迷。

（甘　娟）

四

分娩及产后

25. 为什么**胎盘早剥**很危险

胎盘早剥指在妊娠 20 周后或分娩期，正常位置的胎盘一部分或全部从子宫壁剥离，是一种严重的并发病，较多发生于孕晚期。简单来说，正常胎盘是在胎儿分娩出后才与子宫剥离，而胎盘早剥是胎儿还没出来胎盘就已经发生剥离。

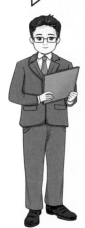

胎盘早剥的出现意味着胎儿的生命之源出现了问题，就像大树的树根被挖断，对母儿造成的危害极大。特别严重的胎盘早剥会出现胎儿宫内窘迫，甚至胎死宫内。一旦胎儿死亡，有 30% 的母体会发生严重的并发病，包括弥散性血管内凝血、急性肾功能衰竭、失血性休克等。

对于孕妇来说，了解胎盘早剥的诱因是非常重要的。好好的胎盘为什么会发生早剥呢？以下是较为常见的原因。

（1）某些外力性因素会导致胎盘早剥，例如磕碰或撞击到孕妇的腹部。

（2）双胎和羊水过多的孕妇在胎膜早破后，宫腔压力骤减，发生胎盘错位分离，也更容易发生胎盘早剥的情况。

（3）血压剧烈变化，控制不佳的妊娠期高血压等疾病会导致子宫螺旋动脉破裂，进而引起出血，发生胎盘早剥。

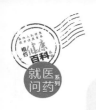

（4）自身免疫性疾病如系统性红斑狼疮等妊娠期并发症、并发病也是造成胎盘早剥的重要因素。

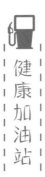

胎盘早剥发出的信号有哪些

阴道出血和腹痛是胎盘早剥的最常见症状，宫缩和胎动异常也可能是在提示出现了胎盘早剥。

腹痛，这是胎盘早剥的主要信号，腹痛的程度是视情况而定的，有些孕妇只有轻微的腹疼，而有些孕妇是持续性的疼痛。

阴道出血，也是胎盘早剥的主要信号，出血量往往与疼痛程度、胎盘剥离程度不一定一致，有的后壁胎盘的隐性剥离，主要表现为内出血、阴道出血不多，但剥离程度可能比较严重了。

宫缩异常，频繁的强直性宫缩或者宫缩一直不停，这也是严重胎盘早剥的提示信号。

胎动异常，如果胎儿的胎动比以往减少或者频繁，也有可能是在发出"求救信号"。

（甘　娟）

26. 为什么破水后
需要**抬高臀部**

胎膜早破，俗称"破水"。孕妇会突然感觉阴道出现流液或无控制的"漏尿"，少数孕妇仅感觉到外阴较平时湿润。阴道酸碱度检测简单易操作，为首选的诊断方法。正常阴道为酸性环境，pH 为 4.5~6.0；羊水 pH 为 7.0~7.5。胎膜破裂后，阴道液 pH 升高（≥ 6.5）。通常采用试纸检测 pH，如果后穹隆有液池，且试纸变蓝则可以明确诊断。但也有可能因为子宫颈炎、阴道炎症、血液、肥皂、黏液、尿液、精液或防腐剂等干扰造成 pH 试纸检测呈碱性，导致假阳性。

专家说

破水后，在直立状态时产生的重力会使羊水随着胎膜破口不断流出。羊水流出量大时，胎儿的脐带也会顺着羊水向下流动，易出现脐带脱垂。

脐带的一端连于胎儿脐轮，另一端连于胎盘胎儿面，是连接胎儿与母体的桥梁，向胎儿输送营养物质、气体及代谢产物。因此脐带脱垂其对胎儿危害极大，若宫缩时脐带在先露处与盆壁之间受挤压，脐带血液循环受阻会导致胎儿缺氧，若血流完全阻断超过 7~8 分钟，则胎儿会因严重缺氧而窒息死亡。

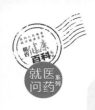

因此，破水后，孕产妇应立即平躺并抬高臀部，这是对母亲和胎儿最安全的方式。可以用枕垫等工具将臀部稍微垫高，避免脐带脱垂的发生。此外，孕产妇还需准确记录"破水"的具体时间，及时前往医院，同时注意保持清洁卫生，避免外界细菌侵入子宫腔内部。

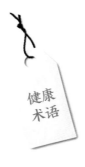

胎膜早破：指在临产前胎膜自然破裂。孕龄<37孕周的胎膜早破又称为早产（未足月）胎膜早破。

脐带脱垂：指孕妇胎膜破裂，脐带脱出宫颈口，经宫颈进入阴道内，甚至经阴道显露于外阴部。

（甘　娟）

27. 产妇出现什么症状该前往医院**待产**

出现假性不规律宫缩、阴道少量血性分泌物时，可暂时居家观察。出现胎膜早破、规律宫缩、阴道大量血性分泌物或伴有下腹部阵痛感时，需及时前往医院待产。

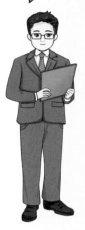

在孕妇即将分娩之前，身体会发出一些临产信号，包括假性宫缩、胎儿下降感以及阴道少量淡血性分泌物等。

假性宫缩的特点是宫缩频率不一致，持续时间短、间歇时间长且无规律，宫缩强度未逐渐增强，常在夜间出现而于清晨消失，不伴有宫颈管短缩、宫口扩张等。由于胎儿入盆衔接使宫底降低，孕妇自觉上腹部较前舒适，下降的先露部可压迫膀胱引起尿频。分娩发动前24~48小时，因宫颈内口附近的胎膜与该处的子宫壁分离，毛细血管破裂而少量出血，与宫颈管内的黏液相混合呈淡血性黏液排出，俗称见红。

尽管这些信号提示临产，一般不需要立即住院，可暂时居家观察。但如果出现胎膜早破，阴道见红量偏多，或伴有下腹部阵痛感，或出现规律宫缩，应该立即前往医院待产。

真性宫缩是临产最重要的标志。假宫缩时有时无，持续时间也较短，是在为真正的分娩做准备。而规律性的宫缩发生后，致使宫颈口持续不断的开大、胎头下降，是正式进入产程的信号。真性宫缩是指有规律的宫缩，每次约30秒，间隔5~6分钟，随着时间推移，间隔时间越来越短，宫缩强度逐渐增加，休息后痛感不缓解。真宫缩有规律，痛感逐渐加剧变密，伴有宫颈管消退和宫口开大，提示产妇应该动身前往医院待产。

关键词

临产征兆 真性宫缩 假性宫缩

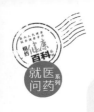

真性宫缩与假性宫缩的区别

项目	真性宫缩	假性宫缩
出现时间	预产期左右开始出现	28 周左右开始出现
规律程度	规律	不规律
间隔时间	缩短	延长
持续时间	延长	缩短或无变化
宫缩强度	增强	减弱或无变化
疼痛范围	腰背部及下腹部	局限于下腹部
症状改变	无法停止	休息或予以镇静剂后停止

（甘　娟）

28. 如何判断新生儿
乳汁摄入是否充足

　　在新生儿喂养的过程中，有不少新手爸妈，常面临着这样的困惑：宝宝吃饱了没有？又该怎样评估或判断宝宝摄入乳汁是否充足呢？

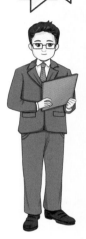

根据中国妇幼保健协会发布的《中国妈妈母乳喂养指导手册（2022）》，观察体重增长是判断新生儿乳汁摄入是否充足的重要指标。新生儿出生后 3 天会有生理性体重下降，但不应超过 10%，下降 7% 时需引起重视。生后 7~10 天体重应恢复至出生体重，最迟应在 14 天内恢复到出生体重。体重开始恢复后，每周增长 150~240g。

观察排尿、排便次数及颜色也是重要核心指标。如果出现小便颜色加深，甚至有粉红色结晶，或胎便第 5 天仍为墨绿色，要警惕母乳摄入量不足。

新生儿出生后排便情况

新生儿出生天数	正常大小便次数
1~2	大小便次数不等
4	每天 3~4 次大便
5	胎便排尽，转为黄色大便；每天 5~6 次小便

以下是辅助指标也可以作为判断新生儿乳汁摄入是否充足的参考：①新生儿慢而深地吸吮，可见吞咽动作或听到吞咽声音；②新生儿自己放开乳房，表情满足且有睡意；③哺喂前乳房饱满，哺喂后变软。

如果判断新生儿没有吃到足够的母乳，产妇可以尽快向医护人员咨询，评估哺乳姿势与含接效果。同时，需增加按需哺乳的频率，保证 24 小时哺乳不少于 8 次，注意夜间哺乳，产妇频繁与新生儿进行皮肤接触，促进与泌乳有关激素分泌，增加泌乳量。

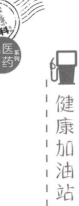

为什么出生后新生儿的体重会下降

产妇在产后初乳量少，新生儿又因为排便、排尿等出现了体重减轻，这是正常现象，称为生理性体重下降。这种下降幅度，一般不会超过出生体重的8%~10%。约产后3天时，产妇泌乳量开始迅速增加，新生儿会摄入更多母乳，体重也会开始恢复。

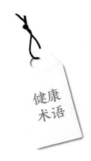

胎便： 新生儿会在生后 24 小时内首次排出墨绿色黏稠的大便。

（甘 娟）

29. 为什么**产后 42 天**
要复查

产妇产后除乳腺外的全身各器官恢复接近正常状态大约需 6 周的时间。一般来说，产后 42 天检查与产检一样，由医生接诊后，产妇需要检查一般情况、子宫复旧情况、伤口愈合情况、盆底肌肌力、妊娠期并发症和并发病的针对性检查等，以排除感染、子宫脱垂、产后漏尿问题、子宫出血及血糖异常等情况。

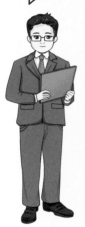

产后42天检查包括以下几点。

（1）检查产妇一般情况：包括了解产妇体重、血压、饮食、睡眠、母乳喂养及心理情况，预防产后抑郁。

（2）检查子宫复旧：包括了解宫颈的情况，查看恶露是否排干净。如果是剖宫产或者有侧切的产妇，查看伤口愈合情况。必要时可进行腹部彩超检查对子宫复旧情况进行评估。

（3）对妊娠期并发症、并发病的产妇进行针对性检查：如针对妊娠糖尿病产妇，检查产后血糖是否恢复正常等。

（4）检查盆底肌功能：以尽早进行盆底康复治疗。孕期子宫增大压迫盆底的肌肉、韧带，给盆底肌肉、韧带等组织造成不同程度的损伤，而产后半年是盆底康复的黄金时期。

但产后42天不是一个绝对的时间点，而是一个需进行产后复查时间范围，不要求产妇必须准确在产后第42天来检查。如果出现产后有任何不适，产妇都应该随时就诊，无需等到第42天。如果恢复情况良好，产妇可延迟几天前往医院复查。

产后复查 子宫复旧

产后 42 天新生儿检查

产后 42 天，部分医院会同时对新生儿进行检查。这是新生儿生长发育监测的开始。通过一般情况问诊、体格生长指标检查、全身体格检查，及时早发现孩子的潜在疾病，有效地给予干预。

询问新生儿疫苗接种、出生史、喂养、用药、大小便及黄疸情况，了解新生儿的一般状况。测量新生儿体重、身长、头围等体格生长指标，评估营养、骨骼发育、颅脑发育等情况。通过新生儿全身皮肤、肌反应状态、神经系统发育情况等全身体格检查，判断是否存在先天发育异常等情况。

（甘　娟）

30. 为什么产后易患**抑郁症**

围产期抑郁症包括妊娠期间或分娩 4 周内出现的抑郁发作，是妊娠期和产褥期常见的精神障碍之一。

产后由于生理心理改变、社会和家庭支持等问题容易导致抑郁症的发生。产后抑郁的发生率较高，北京协和医院产科经临床调查数据显示，产妇在产后 3

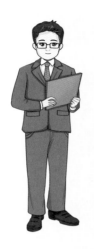

个月抑郁的发生率为 17.6%。产后抑郁对母亲和婴儿会产生诸多不良影响，但是该病不易及时甄别发现，多数产妇出现抑郁症状时，并未予以重视。

产后由于性激素水平的变化容易引起产妇情绪的波动，引发产后抑郁的发生。

产后可能会出现切口的疼痛、哺乳时乳房的胀痛、产后睡眠节奏紊乱、身体形象变化等，这些生理方面因素的骤然改变，也是对情绪的一种挑战，易引发产后抑郁症。

初为人母的角色压力、家庭成员结构改变的压力、家庭经济压力、职场压力等会给产妇带来紧张、焦虑、担忧、恐惧、无助等负面情绪，导致心理压力增加，进而诱发产后抑郁。

育儿理念的冲突、家庭成员育儿行为缺失等社会家庭支持因素，也会导致产后抑郁。

此外，有研究表明，有家族精神病史，尤其是抑郁症家族史的产妇，产后抑郁症的发病率更高。

产后抑郁症表现与一般抑郁症症状相似。日常生活中，产后抑郁产妇常感到悲观厌世。情绪症状常表现为情绪不稳定、自觉内疚、无法自控的哭闹、疲乏，严重者有自杀倾向等。躯体症状上，大部分产妇可能会有失眠、头痛、耳鸣等一项或多项症状。

围产期抑郁　性激素水平

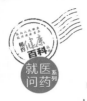

患上产后抑郁症怎么办

首先，产妇需要学会接受自己的情绪变化，并寻找适合自己的方式来应对，如音乐疗法、运动等，转移注意力，找到负面情绪的舒缓口。其次，可以寻求家庭和社会支持，多与家人、医务人员交流，获取理解和支持，分担育儿压力。多与朋友、其他产妇交流，学习育儿经验，获得支持，从而减轻抑郁症状。此外，产妇应保持健康的生活方式，保证充足的睡眠和适当的运动可以提高身体和心理的健康水平。

如果感到症状无法缓解或严重影响生活，产妇应及时寻求专业的心理治疗。

（甘　娟）

产后抑郁了，怎么办

31. 为什么在**安全期**
却"不安全"

"明明是在安全期，怎么却怀孕了呢？"对于这个问题不少人都有疑问，当然也包括男性人群。

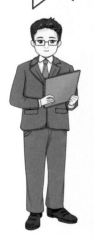

安全期避孕法又称自然避孕法，是根据女性生殖生理的知识推测排卵日期，在判断周期中的易受孕期进行禁欲而达到避孕的目的。包括日历表法、基础体温法以及宫颈黏液观察法。

（1）日历表法：适用于月经周期规则的女性。一般卵子从卵巢排出后进入输卵管可存活 1~2 天以等待受精；精子在女性生殖道内约能维持 24~72 小时的生命力。排卵通常发生在下次月经来潮前 14 日左右，据此推算出排卵前后 4~5 日为易受孕期，其余时间则视为安全期。这是最常用也最简单的一种安全期避孕法。

但是，女性易受外界环境、情绪等因素的影响而使排卵提前或推后，并且排卵时往往没有特有的症状，所以，排卵期仅为预测，并不精准。

日历表法（以月经周期 28 天为例）

2024 年 2 月

日	一	二	三	四	五	六
				1 月经期	2 月经期	3 月经期
4 月经期	5 月经期	6 安全期	7 安全期	8 安全期	9 安全期	10 易受孕期
11 易受孕期	12 易受孕期	13 易受孕期	14 易受孕期	15 排卵期 易受孕期	16 易受孕期	17 易受孕期
18 易受孕期	19 易受孕期	20 安全期	21 安全期	22 安全期	23 安全期	24 安全期
25 安全期	26 安全期	27 安全期	28 安全期	29 月经期		

（2）基础体温（basal body temperature，BBT）法：正常育龄女性随着月经周期的变化，受卵巢性激素的影响，BBT会出现波动。经期后，BBT 一般均在 36.5℃ 以下，在排卵日可能更低，但也可能不低。排卵后，孕激素分泌增多，作用于下丘脑体温调节中枢，从而使 BBT 升高 0.3~0.5℃。直至月经再次来潮前日或当日，BBT 又复下降。也就是说，正常育龄女性的BBT 呈双相型，可以此判断排卵日期。

但是，测定 BBT 需要女性在一定时间内长期坚持，并且BBT 易受多种因素如熬夜、饮酒、感冒等的影响，其曲线变化与排卵时间的关系并不恒定。

（3）宫颈黏液观察法：同月经一样，宫颈黏液亦随着卵巢性激素的周期性变化，其物理、化学性质及分泌量呈现明显的周期性改变。在排卵期，宫颈黏液受高水平的雌激素影响分泌量增加，黏液稀薄、透明，如鸡蛋清一般，拉丝度可达 10cm 以上。排卵后，受孕激素影响宫颈黏液分泌量逐渐减少，质地变黏稠而混浊，拉丝度差，易断裂。根据宫颈黏液的变化可初步判断排卵日期。

但是，宫颈黏液观察需要经过培训才能掌握，并且存在个体差异，而且如有宫颈急慢性炎症或者曾行宫颈物理治疗等情况亦会影响其准确性。

因此，安全期避孕并不十分安全可靠，只能降低怀孕的概率，不宜作为避孕方法推广。

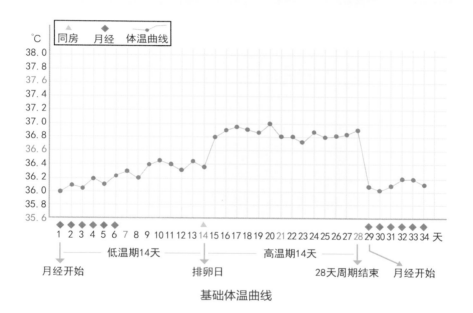

基础体温曲线

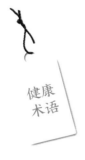

健康
术语

基础体温：指人体在经过 6~8h 的睡眠后醒来，尚未进行任何活动之前，立刻以口表测量所得到的体温。

（张　庆　张　霞）

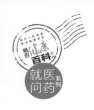

32. 为什么**哺乳期**
还没来月经就又怀孕了

某天，哺乳期妈妈突然出现恶心、呕吐，还总想睡觉，不由得心中嘀咕："怎么这么像早孕反应呢？我还没来月经，应该不会怀孕吧……"症状持续几天且越发明显，于是拿试纸一测，果然"二道杠"，怀孕了！更有甚者，已经怀孕六七个月才感觉不对劲，一检查才发现怀孕了，一直以为只是单纯的发胖。这样的例子不胜枚举，那么问题就来了——还在哺乳期，还没来月经怎么就怀孕了呢？

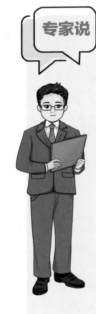

专家说

在产后，妈妈们月经复潮及排卵的时间均会受到哺乳的影响。通常情况下，不哺乳的妈妈们在产后6~10周月经复潮，在产后10周左右恢复排卵；而哺乳的妈妈们月经复潮的时间则会延迟，甚至有的妈妈们在哺乳期间月经一直不来潮，平均在产后4~6个月恢复排卵。产后较晚月经复潮的妈妈们，首次月经来潮前多有排卵。因此，哺乳的妈妈们月经虽未复潮，却仍有受孕的可能。

各位哺乳期的妈妈们，母乳喂养不是"避孕方法"，千万不要因为在哺乳期还没月经来潮就忽视了采取避孕措施！此外，在哺乳期放置宫内节育器前也需要先排除早孕的情况。

哺乳期妈妈如何选择避孕方式

在哺乳期，妈妈们避孕方式的选择以不影响乳汁质量及婴儿健康为原则。阴茎套是哺乳期妈妈们选用的最佳避孕方式，正确使用避孕率高，可达93%~95%；也可以选择放置宫内节育器，安全、有效、简便、经济、可逆；或者选用单孕激素制剂长效避孕针或皮下埋植剂；对于无再次生育需求或不宜生育的妈妈们，采用绝育术也是一种选择。

由于哺乳期阴道较干燥，妈妈们不适用避孕药膜，也不宜使用雌、孕激素复合避孕药或避孕针以及安全期避孕。

（张 庆 张 霞）

33. 为什么孕早期会出现

胚胎停育

"明明做好了备孕工作，怀孕后也很小心，为什么胚胎还是停止发育了？"这样的问题困扰着相当一部分女性。胚胎停育，对满怀期待的怀孕女性及其家庭可造成严重的伤害，也令她们对再次孕育充满恐惧和担心。究竟为什么孕早期会出现胚胎停育呢？

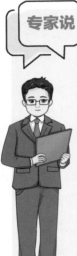

专家说

胚胎停育，顾名思义，是指胚胎停止发育，一般通过超声检查发现，表现为有胎芽无胎心搏动或"枯萎"的孕囊。胚胎停育是孕早期常见并发病之一，调查显示，胚胎停育及自然流产的发生率逐年上升，占早孕女性的 10%~20%。胚胎停育的原因有很多，主要包括以下 5 个方面。

（1）胚胎因素：胚胎或胎儿染色体异常是早孕期胚胎停育最常见的原因，占 50%~60%。

（2）母体因素：母体精神、心理、身体等异常均可能造成胚胎停育的发生。

1）高龄：有研究表明，孕妇高龄（≥ 35 岁）是发生胚胎停育的危险因素。

2）全身性疾病：如母体高热、严重感染、严重贫血、易栓症及高血压等。

3）子宫解剖结构异常：子宫发育畸形如单角子宫、纵隔子宫、双子宫孔及子宫发育不良等，子宫疾病如子宫肌瘤、子宫腺肌病、宫腔粘连等。子宫异常可能会影响宫腔内环境及血供，从而影响胚胎的"种植"而出现胚胎停育。

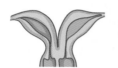 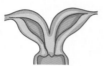 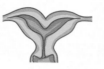

| 双子宫，双阴道 | 双角子宫，子宫纵隔 | 双角子宫 | 单角子宫 |

   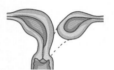

| 纵隔子宫，纵隔阴道 | 纵隔子宫，不完全型，重 | 纵隔子宫，不完全型，轻 | 残角子宫 |

母体内分泌疾病，如甲状腺功能减退、糖尿病血糖控制不佳、黄体功能不全等。

免疫系统疾病，如常见的抗磷脂抗体综合征、系统性红斑狼疮，少数如抗核抗体阳性、封闭因子缺乏、自然杀伤细胞的数量或活性异常等。

母体身体或心理在怀孕期间遭受不良刺激，不良生活如抽烟、酗酒、吸毒及长期熬夜等。

（3）父亲因素：研究证实精子的染色体异常可增加胚胎停育的发生风险。

（4）环境因素：怀孕期间过多接触放射线或其他有毒化学物质如甲醛、铅。

（5）其他：不明原因的胚胎停育。

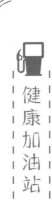

如何预防胚胎停育

针对可能引起胚胎停育的危险因素，备孕夫妇可以做好以下准备。

（1）在合适的年龄结婚生子（女性最佳生育年龄建议为 25~29 岁）。

（2）保持良好的心态，远离有毒的物质和环境。

（3）养成良好的生活习惯，不抽烟、不酗酒，保证充足的睡眠。

（4）提倡计划妊娠，建议在受孕前 3~6 个月进行孕前健康检查。

（5）对于曾经发生过胚胎停育的女性，针对可能引起胚胎停育的疾病，及时诊治，以最佳的状态迎接宝宝的到来。

（张　庆　王宇慧）

34. 意外怀孕，**人流**和**药流**该如何选择

还没做好准备，宝宝却提前到来了，这样的意外令人慌张。但怎么选择合适的或最佳的方式终止妊娠也令人迷茫无措，人流和药流到底该如何选择？

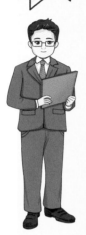

流产方式包括人工流产和药物流产，方式选择主要根据怀孕的孕周、孕妇本人的身体状况及个人意愿。

（1）人工流产：主要是指负压吸引术，是利用负压吸引将妊娠物从宫腔内吸出，主要适用于怀孕 10 周以内的孕妇。

对于部分孕妇，即使孕周合适，仍不建议人工流产或暂缓人工流产：①生殖道炎症；②各种疾病的急性期；③全身情况不佳，不能耐受手术；④术前两次体温在 37.5℃ 以上。

人工流产术存在相关并发病，如出血、子宫穿孔、人工流产综合反应、漏吸、吸宫不全及感染，远期如宫颈粘连、宫腔粘连、月经失调等。

（2）药物流产：指利用药物终止妊娠，常用的药物为米非司酮联合米索前列醇。主要适用于有药物流产意愿或有人工流产术高危因素者如瘢痕子宫、哺乳期、宫颈发育不良等，根据孕周评估是否需要住院药物流产。

以下几种情况不适合药物流产：①无法使用米非司酮或米索前列醇者，如患有内分泌疾病、血液病、血管栓塞、青光眼、哮喘、癫痫及心血管疾病等；②带器（宫内节育器）妊娠或宫外孕；③其他如妊娠剧吐、过敏体质、长期服用抗结核药、抗癫痫药、抗

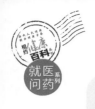

抑郁药及抗前列醇素药等。

药物流产必须在正规、有抢救条件的医疗机构，在医护人员监护下使用，出血多、出血时间长是药物流产的主要不良反应，此外还存在恶心、呕吐、腹痛等药物本身不良反应，若药流期间出血多或药流不全，则需要行刮宫术。

人流、药流各有利弊，人工流产术可以在短时间内终止妊娠，且多数情况下流产相对"干净"，但存在手术风险及远期发生宫腔粘连等风险，药物流产时间周期较长，流产期间出现出血多、流产不全概率相对增加，必要时仍需清宫，但若流产完全，则不存在手术并发病，且远期发生宫腔粘连、月经失调等风险下降。

最后温馨提示：无论采用人流还是药流，对女性都存在一定的伤害。因此，若无生育计划，一定要做好避孕工作！

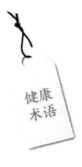

健康术语

人工流产综合反应：指在人工流产时，由于疼痛或局部刺激，患者在术中或手术结束时常出现恶心、呕吐、心动过速、心律不齐、面色苍白、头昏、胸闷及大汗淋漓，甚至会出现血压下降、昏厥、抽搐等症状。

（张　庆　王玉慧）

35. 如何降低**人流后损伤**

人工流产手术对女性身体可造成一定程度的损伤，但有些情况下却无法避免需要进行人流术。那么，如何才能将人流对女性的伤害降到最低呢？

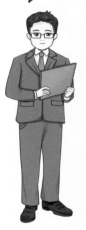

1. 选择良好的人流方式

（1）超声引导下人流术：超声引导下进行流产手术可以确定子宫位置、孕囊大小和位置，从而准确吸除孕囊，并可以检查有无组织残留，此种方法可以缩短人流手术的时间，且可减少子宫穿孔、人流不全等手术并发病的发生。

（2）宫腔直视人流术：利用宫腔观察吸引手术系统，直接进入宫腔，直视宫腔内孕囊的大小和位置，相较于超声引导更精准地进行定点吸引，减少子宫穿孔、人流不全等手术并发病的同时，进一步减少对子宫内膜的损伤，从而将手术对生育的影响降到最低。

2. 人流后促进子宫内膜修复

如合并有多次流产、稽留流产、不全流产等子宫内膜损伤高危因素，建议用药物或者物理治疗等方式促进子宫内膜修复。

（1）雌孕激素疗法：术后及时采用雌激素或雌孕激素序贯疗法，促进子宫内膜修复、月经恢复等。有雌孕激素禁忌证者，可使用中药或物理方法促进子宫内膜修复。

（2）复方口服避孕药（combined oral contraceptive, COC）：避孕的同时调节月经周期，并有一定的促进子宫内膜修复作用。

（3）中药：促进子宫收缩，减少出血，如宫血宁、益母草、补肾益气中药等。

（4）物理治疗：研究显示，一些物理方法如仿生物电刺激治疗，可促进子宫内膜组织修复及其生理功能恢复，但有待进一步验证。

3. 流产后关爱，远离再次伤害　通过一对一咨询、男伴教育以及药具提供等方法（医患之间），促进流产后女性及时采取正确的避孕方式，远离重复流产的伤害。

4. 做好"小月子"期间的护理

（1）饮食均衡，食疗调理。

（2）会阴清洁，预防感染。

（3）充分休息，避免劳累。

（4）注意保暖，不要受寒。

（5）安心养身，心情愉悦。

（6）严密观察，及时复诊。

温馨提示：无论何种人流方式都会对人体产生损害，因此若没有生育要求，务必要做好避孕措施，万一意外怀孕，一定要到正规医院就诊。

（张　庆　刘　盼）

36. 计划不再生育，
有哪些**避孕**办法

任何形式的流产均会对女性身体造成一定程度的损伤，所以如果不再生育，一定要做好避孕措施。那么，避孕方法有哪些呢？

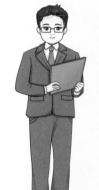

1. 避开"避孕陷阱"，小心大意失荆州

（1）安全期避孕：安全期并不安全，避孕失败率高达 25%。

（2）体外排精：极难控制，极易中奖，失败率高达 27%。

（3）紧急避孕药：即事后避孕药，激素含量大，容易引起内分泌紊乱、月经失调，不能作为常规避孕方法经常使用，反复使用失败率高达 50%。

2. 根据个人情况选择以下避孕方式

（1）避孕套：包括男用和女用两类，正确使用避孕有效率高达 95%，方便价廉、无年龄限制、禁忌证少且可预防性传播疾病，但不适合乳胶过敏及生殖道畸形人员使用。

（2）宫内节育器（避孕环）：适合两年以上没有生

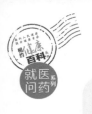

育要求的人群进行长期避孕，避孕成功率高达 98% 以上，取出即可恢复生育能力，安全、有效、经济、方便，是我国育龄女性常用的避孕方法之一。常见不良反应为不规则阴道流血，少数患者可出现白带增多或伴下腹胀痛。

（3）短效口服避孕药：适用于短期无生育要求的女性，停药后即可恢复受孕能力，避孕率高达 99% 以上。服用后可能出现类早孕反应、月经量减少、体重改变等，且有发生血栓风险。年龄在 40 岁及以上的女性不建议使用。

（4）皮下埋植剂：把一根含有缓释孕激素的胶囊埋在上臂内侧，效果好，避孕率可高达 99.5%，是一种长效可逆的避孕方法。

（5）绝育手术：适合已婚、已育、无生育需求的夫妇，成功率高达 99%，除手术并发病外，若后期再有生育计划，即使进行输卵管再通仍无法保证复通，必要时需辅助生殖受孕，即试管婴儿。

（6）长效避孕针：包括单孕激素制剂和雌、孕激素复合制剂，有效率达 98% 以上。单孕激素制剂对乳汁的影响小，较适用于哺乳期育龄女性；复合制剂副作用大，应少用。长效避孕针需每 1~3 个月注射 1 次，部分女性可能会出现情绪波动、头痛、体重增加、腹部不适及经期紊乱等症状。停止注射后，经期和生育能力恢复正常可能需要 1 年时间。

（7）避孕贴：一种新型女性避孕工具，成功率在 91%~99%。粘贴在上臂、腹部和臀部等部位，每个月经周期需连续使用 3 周，每周更换 1 次。使用期间，部分女性可能出现情绪波动、头痛、体重增加、经期紊乱等。不适用于年龄在 35 岁及以上的抽烟者、备孕期、哺乳期，患有心血管病或者血栓症等疾病的女性。

根据自身情况选择科学高效的避孕方法，保护生殖健康，避免计划外妊娠流产带给您的身心伤害！同时，避孕不是女性天生的责任，需男女双方共同承担、一起面对。

（张　庆　刘　盼）

37. 避孕环时间长了，需要取出来吗

宫内节育器（intrauterine device，IUD）即避孕环，是我国生育期妇女的主要避孕措施，具有安全、有效、简便、经济、可逆的优点。然而，宫内节育器并不是一劳永逸的，"长效"不等同于"永远"，若超期不取甚至将其遗忘在体内数十年，可能会引起一系列问题。

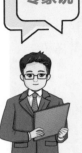

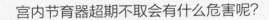

专家说 宫内节育器超期不取会有什么危害呢？

（1）如未在规定年限内取出，节育器的部分材料可能会发生变形、脱落、溶解等，避孕作用会随时间推移而逐渐减退。

（2）长时间佩戴避孕环会增加感染等风险的发生。

（3）进入围绝经期后，因卵巢功能的衰退、雌激素下降，导致宫颈口收紧、子宫逐渐萎缩、子宫肌肉逐渐变薄，从而造成阴道和宫颈萎缩变窄，质地变硬。萎缩的子宫与宫内节育器相互摩擦，会导致腰酸、腹痛、阴道出血或其他妇科疾病，同时增加女性生理、心理健康问题的发生。

（4）如未及时取出宫内节育器，宫内节育器可能会部分或者全部嵌入到子宫肌层中甚至发生穿孔，更有甚者可能会异位至其他脏器从而出现一系列并发病：游至血管可能会引发出血；游至腹腔可能会引发腹痛、发热等不适；游至膀胱内可能会引发结石，造成不明原因的血尿等异常。

同时，避孕环嵌顿、异位的发生可导致取环操作的难度上升，导致需要进行多次手术甚至开腹手术。

因此，宫内节育器置入后需定期复查，确认是否需要更换、取出。如出现宫内节育器"超期服役"，应及时去医院行取环手术，避免造成更严重的后果。

避孕是计划生育的重要组成部分，宫内节育器是目前最有效的可逆避孕措施。然而，不同类型的宫内节育器其实也有自己的"保质期"，需按期更换或取出。

1. 不同类型节育器的使用期限

（1）含铜宫内节育器

1）带铜 T 形宫内节育器（TCu-IUD）：含铜套类可放置 10~15 年；绕铜丝易断裂，一般放置年限为 5~7 年。

2）带铜 V 形宫内节育器（VCu-IUD）：放置年限为 5~7 年。

3）母体乐（MLCu-375）：放置年限为 5~8 年。

4）含铜宫内节育器：放置年限为 20 年左右。

5）含铜无支架宫内节育器：放置年限为 10 年。

（2）含药宫内节育器：最常见为左炔诺孕酮宫内节育器（LNG-IUD），放置年限为 5 年。

2. 宫内节育器取出术的适应证

（1）生理状况：①放置期限已满，需要取出或更换；②绝经过渡期停经 1 年内；③计划生育等已不需避孕时或改用其他避孕方式。

（2）病理状况：①带器妊娠，包括宫内及宫外妊娠；②经治疗无效的并发病或不良反应。

（张　庆　贾玮玮）

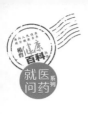

38. 为什么**育龄女性**要做好 **生育力保护**

关键词

育龄期女性　生育力保护

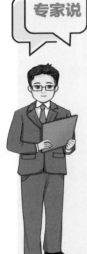

　　生育是女性独有的一项神圣的能力，承载了家庭血脉的延续，人类社会的繁衍。所以，对于女性甚至家庭来说，生育是一件关乎其幸福的大事。所以在当今时代，保护生育力非常重要。

专家说

　　女性生育力指女性能够孕育胎儿的能力，包括能产生正常的卵子，卵子能够与精子结合产生受精卵，受精卵在宫腔能够正常发育成长。然而女性的这一能力是有保质期的，同时也是不可逆的。

　　女性生育力与生殖器官息息相关，也就是指我们所熟知的子宫、输卵管、卵巢。卵巢产生并排出卵子，输卵管是精卵结合的场所并运送受精卵到达宫腔，子宫则是孕育孩子的"城堡"，胚胎在子宫里面着床、发育直至分娩。但是近年来，人们面临的生育问题越来越多，生育年龄的延后、环境污染、心理压力及恶性疾病年轻化等因素，正在无形之中侵蚀着我们的生殖器官，从而导致女性的生育力正面临着前所未有的威胁。"想怀怀不上，想生生不了"，近年来已成许多家庭的无奈。

　　女性生育力下降不仅可导致不孕症发生率增加，还可使染色体异常、胚胎停育、自然流产及妊娠并发病等发生率增高，所以生育力保护迫在眉睫。

育龄期女性要如何保护生育力

育龄期女性生育力保护应贯穿生活的方方面面，从细节做起，时刻为孕育生命做好准备。

（1）严以律己，健康生活：不吸烟、不酗酒、不熬夜。

（2）均衡饮食，适当锻炼，合理控制体重：体脂率过低或过高均会导致下丘脑 - 垂体 - 卵巢轴功能失常，内分泌紊乱，从而影响排卵、影响受孕。

（3）积极向上，乐观心态：长期过大的压力会影响女性内分泌，导致排卵异常，因此要保持心情轻松、愉悦，以积极乐观的心态面对生活。

（4）避免非计划妊娠：对于没有生育计划的女性，要采取好避孕措施，避免流产对身体及心理造成伤害。

（5）远离危害，正视疾病：射线或甲醛、铅等有毒化学物质会增加胚胎停育等风险，因此生活、工作中要远离或选择合适的防护减少这些物质对身体的伤害。

此外，身体内部也可能在上演着"抗孕"的戏码，子宫内膜异位症、多囊卵巢综合征、妇科炎症等都悄然伸出黑手，因此我们要正视疾病，及时诊治，为孕育清扫障碍。

（张　庆　李晓燕）

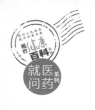

39. 为什么孕期要补充**叶酸**

备孕或刚发现怀孕的女性，总会听到医生说"吃叶酸了吗、该吃叶酸了……"叶酸究竟是"何方神圣"，让各位产科医生千叮咛万嘱咐地服用。

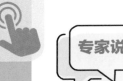

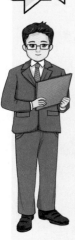

叶酸，即维生素 B_9，无法在人体内合成，只能通过外源性摄入，经吸收后，在体内转化为具有活性的四氢叶酸，参与 DNA 合成、氨基酸代谢等，是细胞增殖、组织生长和机体发育不可缺少的微量元素。多个研究证实，围受孕期叶酸缺乏可增加胎儿神经管缺陷的风险，而通过增补叶酸可降低其发生风险、预防神经管缺陷的发生。神经管缺陷主要表现为胎儿无脑、脊柱裂、脑膨出。无脑和严重脑膨出常引起死胎、死产，少数虽可活产，但存活时间很短；脊柱裂和轻度脑膨出患儿虽可存活，但无法治愈，常导致终身残疾，可表现为下肢瘫痪、大小便失禁、智力低下等；脊柱裂患儿还易并发脑积水，多过早夭折。由此可见，叶酸的补充至关重要。

叶酸增补建议从备孕阶段就开始。正常情况下，人类的胚胎神经管在受孕后第 21 天（相当于末次月经后第 35 天）开始闭合，至第 28 天（相当于末次月经后第 42 天）完成闭合。如果在此期间母体内叶酸水平不足，胎儿神经管闭合就可能会出现障碍，从而导致神经管缺陷。神经管缺陷的预防需要在神经管闭合前进行，因此叶酸的补充需要在神经管闭合前。实际上，许多女性发现怀孕时都已经停经 5 周左右，这时已经错过了预防神经管缺陷的最佳时机，因此，增补叶酸最好至少从孕前 3 个月开始。

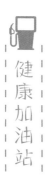

健康加油站

每个孕龄期女性都有生育神经管缺陷患儿的风险，曾经生育过神经管缺陷儿的女性，再发风险更高，增补叶酸剂量也更大。因此，增补叶酸的对象覆盖全育龄期、有生育需求的女性。在补充叶酸的同时，建议适当多食用富含叶酸的食物，养成健康的生活方式，保持合理体重，预防孕早期高热，采取综合措施降低胎儿神经管缺陷的发生风险。但有些综合征或染色体异常也会表现为神经管缺陷，因此，增补叶酸并不能预防所有的神经管缺陷。如果全程增补叶酸的女性生育了神经管缺陷患儿，建议进行遗传咨询。

（张 庆 王玉慧）

40. 为什么顺产**臀位**宝宝时要**纠正胎位**

不少孕妈妈在妊娠晚期产检时发现宝宝竟然是臀位，不免心里担忧："臀位宝宝能顺产吗？我该怎么办呢？"

专家说

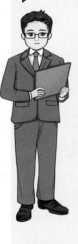

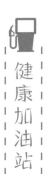

关键词

臀位　顺产　胎位

臀位是最常见的异常胎位，占妊娠足月分娩总数的 3%~4%。

臀位宝宝阴道试产，首先要经过产科医生严格评估，排除阴道试产禁忌证。其次，即使是选择了阴道试产，孕妈妈还有准爸爸们也要充分了解到：由于胎臀形状不规则，前羊膜囊压力不均匀，易致胎膜早破，导致产褥感染机会增加，还易导致继发性宫缩乏力、产程延长、产程停滞和产后出血，手术产率以及软产道损伤发生率均增多；对胎儿及新生儿而言，胎膜早破易致早产，脐带脱垂发生率是头位胎儿的 10 倍，胎头后娩出时，新生儿损伤如颅内出血、臂丛神经麻痹、胸锁乳突肌血肿，还有胎儿低氧血症及酸中毒的发生率增加，严重者有可能死产、新生儿窒息甚至死亡。因此，臀位宝宝在纠正胎位后再行阴道试产为宜。

何时纠正胎位、如何纠正胎位

妊娠 30 周前，臀位多能自行转为头位。若妊娠 30 周后仍为臀位应在医生的评估下给予纠正，矫正方法有 3 种。

（1）膝胸卧位：每天 2~3 次，每次 15 分钟，一周后复查。此方法需有家属陪护，过程中如有胎动不安或不适随时停止。

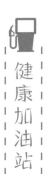
健康加油站

（2）激光照射或艾灸至阴穴：每天 1~2 次，每次 15~30 分钟，1~2 周为一疗程。

（3）外倒转术：由于存在胎盘早剥、胎儿窘迫、母胎出血等潜在风险，一般建议在孕 36~37 周后，由医生排除禁忌证后，选择适宜人群在严密监测下实施，同时还须做好紧急剖宫产的准备。

（张　庆　张　霞）

第四章

妇科内分泌疾病与不孕

一

月经异常

1. 如何判断**月经**是否正常

月经不调是妇科常见疾病，表现为月经周期、月经期或出血量的异常，可伴月经前、经期时的腹痛及全身症状。

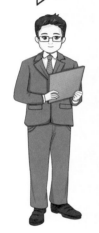

月经不调是女性常见的生殖健康问题。主要表现包括：月经周期紊乱（月经周期过长、过短或无规律）、经期异常（月经持续时间过长或过短）、经量异常（月经量过多或过少）、痛经（月经期出现下腹部或腰骶部疼痛）。

月经过多是指月经周期正常，但月经量过多、持续时间过长或反复发作的现象。月经过多的判断包括：月经纸巾用量明显增多，有较多暗红色血块，或需更换卫生巾的频率较高，严重影响了社交活动或日常生活，并且造成情绪困扰。经期过长：月经期超过 7 天或反复发作。长期月经过多可能导致贫血，表现为乏力、头晕、心悸等。月经过多可能引发妇科炎症，如子宫内膜炎、附件炎等。

可导致月经不调和月经过多的疾病包括以下几种。

（1）内分泌失调：卵巢、垂体、甲状腺等内分泌腺体功能异常，导致雌激素、孕激素等激素水平失衡。

（2）子宫病变：如子宫肌瘤、子宫内膜息肉、子宫内膜异位症等。

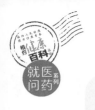

（3）疾病因素：患有甲状腺功能异常、糖尿病等慢性疾病。

（4）药物因素：某些药物如避孕药、抗抑郁药等。

（5）生活因素：精神压力、不良生活习惯、环境污染等。

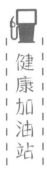

健康加油站

预防和治疗月经不调和月经过多的措施

（1）保持良好的生活习惯：养成良好的作息规律，保证充足的睡眠。避免过度劳累，减轻生活和工作压力。

（2）饮食调理：均衡饮食，摄取富含钙、磷、锌等矿物质和蛋白质的食物。保持水分平衡，避免暴饮暴食。

（3）适当运动：进行适量的运动，如散步、瑜伽等。避免剧烈运动，以免加重月经不调和月经过多的症状。

（4）情绪管理：学会调节情绪，避免长期处于焦虑、抑郁等不良情绪状态。可以尝试进行冥想、深呼吸等放松方法。

（5）定期体检：定期进行妇科检查，及时发现并治疗潜在的妇科疾病。

（6）科学用药：在医生指导下，使用激素类药物调节内分泌平衡。

（谢梅青）

2. **经血**颜色深是因为有**毒素**吗

关键词

月经 毒素

不少人认为经血很脏，来月经可以把子宫里的脏东西排出去，所以月经可以排毒。尤其是月经血颜色深一点儿，或呈褐色、咖啡色，就更加被认为是含有毒素。其实月经主要就是子宫内膜混合血液，加上因流经生殖道而带出来的少许黏液或脱落细胞，根本不含有毒素。

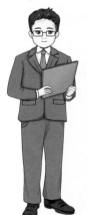

专家说

月经血含有动脉血和静脉血，在经期前 2~3 天，以动脉血为主，经血偏鲜红色，经期后几天以静脉血为主，偏暗红色。这些动脉血和静脉血，与身体其他部位的血液没有什么差别。经血中还混着子宫内膜组织，子宫内膜可是宝宝着床发育的土壤，更不可能含有毒素。因此，月经不可能含有毒素。

那么，为什么有些人的经血颜色特别深呢？

这是因为血液中的血红蛋白含有铁元素。当出血量较少的时候，血液在生殖道中停留时间偏长，铁元素会被充分氧化，就会变成铁锈色。这时候月经血看起来颜色偏深，有可能是咖啡色、褐色或黑色。

只要月经按时来、按时走，经量正常，最后几天经血颜色深一些是不要紧的，属于正常现象。如果月

经每天都很少且颜色深，或者干净后又拖拖拉拉流出很深颜色的血，就可能提示身体存在问题，建议到妇产科就诊，排查原因。

（邹世恩）

月经　血块

3. 经血中有**血块**怎么办

　　子宫内膜定期增生脱落，混着血液流出，形成月经血。身体出血后，反应性产生大量凝血因子以便止血，不过子宫腔如果因聚集太多血凝块，反而不利于子宫收缩、及时结束月经。所以，子宫内膜会释放抗凝因子，保持月经血不会凝结成血块，有利于经血流出。但是，如果内膜出血量偏多或者速度快，抗凝因子来不及生产或者产量不够，流出的血就可能凝集成血块，就是大家看到的经血中有血块。

 专家说

　　一般在月经期的第 2~3 天，出血量比较大的时候，可能在月经血中见到血块。这种血块一般较小，偶尔也会较大，但量不多，很快又没有了，也没有别的不舒服，大多数没有危害，不影响身体健康，可以不处理。

　　如果持续有较大血块流出，经期容易有头晕、乏力等情况，很可能月经量过多，身体出现贫血了，长

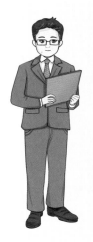

期慢性贫血也会对身体其他组织器官造成影响。大家可以通过血常规来了解是否有贫血。有的女性月经出血较多、较急，引起脸色苍白，甚至会导致晕倒，这可能是休克表现，需要及时送医院急诊。

当经血中有大量血块，经血量多，已超出身体耐受的程度，属于异常子宫出血中月经量过多的类型，常见于子宫腺肌病、黏膜下肌瘤或影响宫腔的较大肌壁间肌瘤、子宫内膜癌等，也可能是排卵障碍性出血，少数较大的宫颈癌也可能引起大量阴道流血。这些需要医生通过妇科检查、盆腔超声以及必要的检验加以判断。

（邹世恩）

4. 经血中有**肉样组织**怎么办

在经期如果子宫有较大面积的内膜同步脱落排出，就可能在月经血中见到肉样组织，呈碎片状或呈 2cm 左右的片状物。

月经是因为卵巢周期性变化，产生雌、孕激素，影响子宫内膜周期性增生、脱落，直至出血的现象。一般来说，子宫内膜脱落成小碎片状组织，混着血液

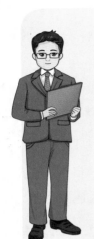

一起流出来，看不出明显的肉样组织。如果较大面积内膜组织同步脱落，就有可能会看到像"海蜇皮"或"葡萄皮"一样的组织，有时候还混着黏液和小血块。

如果你真的好奇，想要区分它到底是内膜，还是血块，或者黏液，可以拿一盆水，把"肉样组织"倒进去搅拌一下。如果化不开，那基本上就是内膜组织；化开了，估计就是黏液或血块。

这种内膜组织脱落是一个正常的自然现象，只要月经规律，经量正常就不用担心，也不用处理。

（邹世恩）

5. 为什么在两次月经间会
有一点儿**出血**

经间期出血指正常月经周期中可以预测的两次月经之间的少量出血，通常是排卵期出血，也可以是不可预测的经间期任意时间的阴道流血，前一种多为生理性，后一种多为病理性。

专家说

两次月经中间出现一点子宫出血称为经间期出血，可以表现为排卵期出血、月经前少量出血、月经拖延淋漓不净。排卵期出血可以是一种生理现象，而月经前少量出血往往是由于黄体功能不全导致，月经拖延淋漓不净往往与子宫内膜剥脱不全有关。

经间期出血的原因包括以下几种。

（1）性激素水平波动：是年轻女性经间期出血的常见原因。女性月经周期中期雌激素波动或雌激素和孕激素的比例失衡可能导致月经中间出现少量出血。

（2）生殖道病变：如子宫内膜息肉、子宫肌瘤、卵巢肿瘤、子宫内膜异位症、宫颈病变。

（3）宫腔内节育器：宫腔内节育器（避孕环）可能会导致月经不规律，包括月经中间出血。

（4）药物因素：服用避孕药、抗抑郁药等可能影响激素水平，导致月经中间出血。

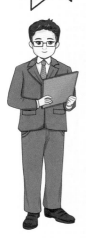

关键词

经间期出血　排卵期出血

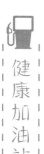

健康加油站

排卵期出血是由于排卵期血中雌激素水平短暂下降导致子宫内膜局部剥脱出血，通常量少，持续 3~5 天，不影响日常生活，部分女性可能伴有轻微腰痛、腹痛等症状。

黄体功能不全指黄体分泌的孕激素不足，主

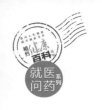

要表现为月经前少量出血，容易导致不孕不育和反复流产。需要在医生指导下，在排卵后补充孕激素10~14天。

排卵日前面5天和后面4天的这段时间称为排卵期。对于月经规律的女性来说，排卵日相对固定，从下一次月经来潮的第一天开始往前推第14天就是排卵日。

子宫内膜剥脱不全表现为月经拖延淋漓不净超过7天，常常与子宫内膜炎、子宫内膜息肉、子宫肌瘤有关。应及时就诊妇科，必要时进行宫腔镜检查。

（谢梅青）

6. 为什么月经前会出现一些
不适症状

女性在月经来潮前1~2周常会出现食欲增加、情绪不稳、焦虑、疲乏、胸胀痛、水肿及头痛等不适症状，在月经来潮后症状通常会自行好转或消失，这叫做经前期综合征。一般情况下，这些症状不严重，可以不予处理。如果症状较严重，且影响日常生活和工作，则需及时就医。

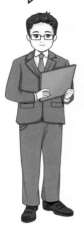

经前期综合征发病的原因尚不明确，一般认为和精神社会因素、卵巢产生的雌孕激素波动以及神经递质异常有关。其中最为关键的可能是，卵巢产生的雌孕激素波动变化。月经来潮前 1~2 周属于卵巢的黄体中期和晚期，雌激素、孕激素由高水平逐渐下降，出现明显的波动。这与症状出现的时间非常吻合。

如果症状较轻，可以通过生活方式调节得到缓解。建议月经前饮食少油腻、少盐、适当增加碳水化合物、蔬菜水果、优质蛋白的进食，均衡营养；作息规律，保证睡眠时间；保持规律中等强度运动锻炼，不要少动、不锻炼。

如果症状较严重影响日常生活和工作者，可以尝试复方口服短效避孕药稳定体内雌孕激素，改善经前期综合征症状。如果出现精神障碍表现的，需要精神科或心理科医生协同诊治。

经前期综合征的诊断

经前期综合征的诊断需要连续 2 个月，每天记录症状，及其与月经周期的关系。然后需要满足至少 5 个症状都符合标准，即抑郁、焦虑、易怒、无端发火、小腹胀痛、乳房胀痛、头痛、四肢肿及人际关系紧张等，并且这些已对生活、学习和工作有比较明显的影响，那就基本上可以确定诊断了。

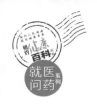

此外，还需要排除存在贫血、偏头痛、更年期综合征、精神障碍、癫痫、肠易激综合征及自身免疫性疾病等，也可能出现一些相似症状。

（邹世恩）

7. 月经周期紊乱
到无法预期怎么办

月经的神经内分泌调控机制涉及多个层面，包括下丘脑 - 垂体 - 卵巢轴（H-P-O 轴）、神经系统与 H-P-O 轴的相互作用，以及其他内分泌腺对月经的调控。

H-P-O 轴是直接调控女性的内分泌与生殖，负责调节月经周期的形成和维持。下丘脑分泌促性腺激素释放激素（GnRH），刺激垂体前叶分泌促卵泡激素（FSH）和黄体生成素（LH）。FSH 和 LH 进一步作用于卵巢，促使卵泡发育、成熟、排卵和形成黄体，并促使卵巢分泌雌激素和孕激素，以及少量雄激素。雌激素和孕激素可以对下丘脑和垂体产生正负反馈调节，调节 GnRH 的分泌，参与调节月经周期。中枢神经系统对 H-P-O 轴的调控主要通过交感神经和副交感

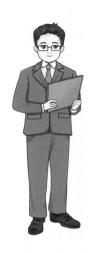

神经实现，交感神经系统通过释放肾上腺素和去甲肾上腺素，副交感神经系统则通过释放乙酰胆碱，调节下丘脑功能。神经系统与 H-P-O 轴的相互作用，保证了月经周期的稳定调控。内分泌腺，如甲状腺、肾上腺和胰腺等，对月经的调控也具有重要意义。甲状腺素影响卵巢功能，促进雌激素的分泌。肾上腺皮质激素对卵巢激素的分泌具有调节作用。胰岛素则参与糖代谢，影响卵巢功能。这些内分泌腺通过相互作用，共同维持月经周期的稳定。

出现月经周期紊乱应选择专业的妇科内分泌专科或月经病门诊，可以确保诊断和治疗的准确性。向医生详细描述病情，包括月经周期、月经量、颜色、伴随症状及是否存在诱发因素等，不要隐瞒病史。根据医生的建议，进行必要的妇科检查、B 超检查、激素水平测定等，以确定病因。当明确诊断后，在医生的指导下，进行药物治疗、生活方式调整等。按照医生的建议，定期进行复查，以确保治疗效果，减少疾病复发的机会。

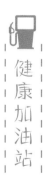

健康加油站

个人应对月经紊乱的方法

出现月经紊乱不要慌，可通过以下方法予以应对。

（1）保持良好心态，避免过度担忧，有助于病情恢复。

（2）调整生活方式，规律作息，避免过度劳累。

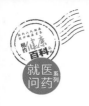

（3）均衡饮食，补充营养。

（4）适当锻炼，增强体质。

（5）保持生殖器官清洁，避免感染。

（6）及时就医寻求帮助。

（谢梅青）

关键词

痤疮 月经不调 闭经

8. 严重**痤疮**的女性为何经常不来月经

女性出现痤疮在很大程度上与雄激素过多密切相关。雄激素能刺激皮脂腺分泌，导致皮肤油脂分泌过多，堵塞毛孔，形成痤疮。

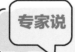

女性痤疮严重和月经不规律有关系。因为痤疮和雄激素分泌、灭活等因素密切相关。毛囊皮脂腺是雄激素的靶器官，如多囊卵巢综合征患者存在雄激素分泌和代谢的异常，会引起毛囊皮脂腺的功能异常，最后导致痤疮，痤疮严重的女性通常反映了身体内雄激素过多。女性体内雄激素过多，还可能导致内分泌失调，引发月经不调和闭经。

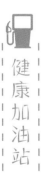

痤疮严重的女性经常不来月经，原因包括以下几点。

（1）内分泌失调：表现为雄激素过多，进而抑制排卵，导致月经周期紊乱和闭经。多囊卵巢综合征常常导致雄激素过多，引起严重痤疮，进而月经稀发和闭经。

（2）生活习惯不良：长时间熬夜、饮食不规律，进而影响月经。

（3）压力过大：痤疮严重的女孩，往往因为容貌问题承受较大心理压力，压力过大可能导致内分泌失调，进而导致月经不规律。

（4）药物影响：某些治疗痤疮的药物可能影响激素水平，从而导致月经不规律。

健康加油站

痤疮严重的女孩应当注意调整生活习惯：保持良好的作息时间，饮食规律，避免过度洁面，减轻皮肤负担。学会调节情绪，减轻心理压力，可以尝试进行冥想、瑜伽等放松身心的活动，以减轻压力。在医生指导下，进行内分泌治疗，如口服 3~6 个月短效避孕药可以减轻痤疮。中医认为痤疮与脏腑功能失调有关，可以尝试中医调理改善月经周期。痤疮严重的女孩应定期进行妇科检查，了解身体状况，及时发现并处理相关疾病。

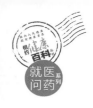

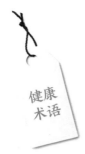

健康术语

高雄激素血症（hyperandrogenism，HA）： 指女性体内雄激素过多，常表现为油性皮肤、顽固性的痤疮，且多分布于下颌、颈部、前胸后背皮肤，雄激素性脱发（头顶部的中央型脱发，发际线不后移），身体中线的多毛表现，也可以通过血液检测雄激素水平判断。

（谢梅青）

多毛　月经不调

9. 为什么躯体**毛发过多**
会影响月经

过多的雄激素除了引起皮肤痤疮，还会导致女性出现身体中线毛发过多、毛发增粗。高雄激素症能导致卵巢功能紊乱，影响女性激素水平，导致雌激素和雄激素失衡，进而引发月经不调。

专家说

女生体毛多、月经不正常，可能是由于多囊卵巢综合征、肾上腺皮质增生、产生雄激素的卵巢肿瘤等原因导致。多囊卵巢综合征会导致体内的雄激素水平偏高，出现体毛增多、月经失调、痤疮等症状。肾上腺皮质增生是由于先天性酶缺陷，导致肾上腺产生过

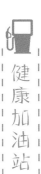

多雄激素，出现体毛增多、女性男性化表现、月经失调、闭经等症状。发生在卵巢的性索间质肿瘤会产生雄激素，也会导致体毛增多、月经失调、腹部包块的表现。

雄激素过多或高雄激素血症是一种内分泌紊乱表现，表现为体内雄激素水平过高。胰岛素抵抗是指机体对胰岛素的生物学效应降低，导致胰岛素调控血糖的能力下降。高雄激素症与胰岛素抵抗关系密切，相互影响，过多的雄激素可影响胰岛素信号转导，降低胰岛素敏感性，导致胰岛素抵抗，导致脂肪分布异常，如腹部脂肪增加，腹型肥胖又进一步加重胰岛素抵抗。胰岛素抵抗导致糖代谢紊乱，血糖升高，进而刺激肝脏产生更多的雄激素。胰岛素抵抗还可影响卵巢功能，导致激素水平失衡，加重高雄激素症。高雄激素症与胰岛素抵抗关系密切，相互影响，可导致糖尿病、肥胖、心血管疾病等并发病。在女性还可以干扰卵巢功能，导致月经不调、闭经、不孕不育。

健康加油站

判断胰岛素抵抗的方法

（1）稳态模型评估：是一种评估胰岛素抵抗的常用方法，通过测量空腹胰岛素水平和空腹血糖水平来计算胰岛素抵抗指数。指数越高，胰岛素抵抗越严重。

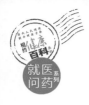

（2）口服葡萄糖耐量试验（oral glucose tolerance test，OGTT）：是一种评估胰岛素抵抗的试验，通过观察糖负荷后血糖水平和胰岛素水平的变化来判断胰岛素抵抗程度。

（谢梅青）

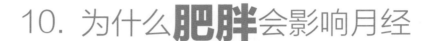

10. 为什么**肥胖**会影响月经

月经不调和肥胖之间存在一定的相互影响关系。比较常见的妇科疾病多囊卵巢综合征的患者，一般体型都比较肥胖，特点是月经不规律、月经稀发、闭经、雄激素过多及卵巢多囊样表现。

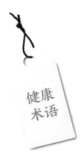

胰岛素抵抗： 指各种原因使胰岛素促进葡萄糖摄取和利用的效率下降，常伴有高胰岛素血症，易导致代谢综合征和 2 型糖尿病。

健康术语

专家说

肥胖的判断标准有体重、BMI（体质指数）、腰围、体脂率。体质指数计算方法为：体质指数（BMI）＝体重（kg）÷身高的平方（m²），成人体质指数 <18.5 为体重过低，体质指数为 18.5~23.9 为正常，体质指数为 24~27.9 为超重，体质指数 ≥ 28 为肥胖。

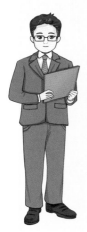

肥胖会导致体内脂肪细胞增多，脂肪细胞能分泌雌激素，过多的脂肪细胞使雌激素水平升高，导致月经周期紊乱。瘦素是一种调节食欲和能量消耗的激素，肥胖者脂肪细胞分泌的瘦素减少，进而影响月经周期。肥胖症可能引发慢性低炎症反应，炎症因子干扰生殖激素的分泌，导致月经紊乱。肥胖症患者往往伴有胰岛素抵抗，胰岛素抵抗会影响卵巢功能，导致月经紊乱。

肥胖症患者往往伴有胰岛素抵抗，胰岛素抵抗会影响卵巢功能，导致月经不调或闭经。肥胖症还可能导致排卵障碍，导致不孕。长期月经紊乱可能导致子宫内膜病变，发生子宫内膜增生、子宫内膜癌等。

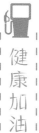
健康加油站

肥胖症在全球范围内日益严重，影响众多女性的生殖健康。建议肥胖的女性在专业营养师指导下进行饮食调整、控制体重、增加运动并逐渐减轻体重。具体措施包括：均衡膳食，增加蔬菜、水果、全谷类食物摄入，减少高热量、高脂肪食物摄入。每周进行至少 150 分钟的中等强度运动，如快走、跑步、游泳等。保证充足的睡眠时间，减轻精神压力。

肥胖合并月经不调的女性需要在医生的指导下，积极配合治疗，必要时需要用孕酮类药物或短效口服避孕药调理月经，也可以配合中医中药治疗。有

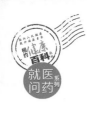

胰岛素抵抗者，可以加用二甲双胍等胰岛素增敏剂治疗。必要时还需要促排卵药物治疗，恢复生殖健康。

（谢梅青）

11. 为什么**减肥过快、过多**会导致不来月经

过度减肥可能会导致月经异常，因为体重下降和脂肪减少会影响体内激素分泌，从而影响月经周期，导致月经量减少、月经稀发、闭经等现象。

减肥过快、过多后，部分女性可能出现月经不调和闭经的现象，原因主要包括以下几点。

（1）性激素失衡：减肥过快、过多，会导致脂肪迅速减少，进而影响雌激素分泌，导致月经周期紊乱。

（2）营养不良：过度减肥可能导致营养摄入不足，使身体机能受到影响，进而影响月经周期。

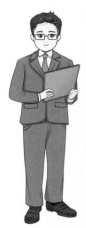

（3）压力增大：减肥过程中，压力过大，会导致肾上腺分泌皮质激素过多，影响生殖轴功能，导致月经不规律。

厌食症（nervosa）包括小儿厌食症、青春期厌食症以及神经性厌食症。青春期厌食症以及神经性厌食症往往是由于怕胖、心情低落而过分节食、拒食，造成体重下降、营养不良甚至拒绝维持最低体重的一种心理障碍性疾病。约95%厌食症患者为女性，常在青少年时期就有类似的性格倾向。厌食症患者多有治疗上的困难，因此有10%~20%的患者早亡，原因多为营养不良引起的并发病和精神抑郁而引发的自杀行为。

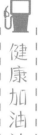
健康加油站

如何健康减肥

在减肥过程中，应避免过快减肥，确保每周减重不超过0.5~1kg。同时确保摄入足够的蛋白质、脂肪、碳水化合物等营养素，避免营养不良。合理安排减肥计划，避免给自己过大压力。可以尝试进行瑜伽、冥想等放松身心的活动。增加运动量，提高身体素质，有助于调节月经周期。在减肥过程中，应定期进行妇科检查，了解身体状况，及时发现并处理相关问题。

（谢梅青）

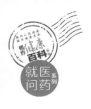

12. 为什么有些女孩过了**初潮**年龄还没来月经

关键词

月经　初潮

月经是指每个月一次的子宫内膜剥脱出血。第一次月经称为初潮（menarche），是青春期的重要标志。大多数女孩的初潮年龄为12~13岁，10~16岁来月经也均属于正常现象。

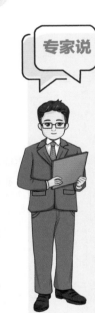

专家说　女性周期性月经来潮，是性腺轴功能和生殖器官功能正常的表现。女性性腺轴由下丘脑 - 垂体 - 卵巢组成，掌管女性激素产生和生育功能。女性的内生殖器官由卵巢、子宫、输卵管构成。卵巢的主要功能是产生卵子和合成卵巢激素，子宫和输卵管则是生育器官，出生时卵巢中含有几十万个卵泡，在青春期到来之前卵泡处于幼稚状态。到了青春期，下丘脑 - 垂体前叶开始活动，分泌促性腺激素，刺激卵泡发育，同时合成雌激素。当卵泡发育成熟并排卵后，卵泡壁塌陷，细胞变大、变黄，形成黄体，合成雌激素和孕激素。雌激素可促进子宫内膜增生增厚，血管迂曲呈螺旋状，孕激素在雌激素作用基础上促进子宫内膜发生分泌期改变，内膜进一步增厚利于胚胎种植。如果该周期排出的卵子受精了，则受精卵经输卵管运送到子宫腔，并种植在子宫内膜里继续发育，称为妊娠；如果卵子没有受精，在排卵后 14 天左右黄体会萎缩，停止分泌雌激素和孕激素，子宫内膜坏死而脱落出血，形成月经。

月经周期的长短取决于卵巢周期的长短。正常月经周期一般为 28~30 天，出血的时间一般为 3~7 天，每次月经出血总量不超过 80mL。初潮后第 1 年，月经可能不规律，3 个月或半年才来一次月经。但初潮满 1 年后，月经周期应逐渐趋于规律，初潮后 1~3 年，月经周期应为 21~45 天；初潮 3 年以后，月经周期应为 21~35 天，超出这个范围属于月经不规律。

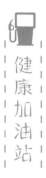

健康加油站

女性卵巢的排卵日与下次月经开始之间的间隔时间比较固定，一般在 14 天左右。推算方法是从下次月经来潮的第 1 天算起，倒数 14 天或减去 14 天就是排卵日，排卵日及其前 5 天和后 4 天加在一起称为排卵期，是容易怀孕的时期。

（谢梅青）

13. 为什么女孩**来月经后**就不怎么**长个儿**了

影响身高的因素有很多，包括遗传、营养、生长激素和性激素水平、健康状况、运动和锻炼、生活环境等。性激素水平通过影响骨骺的闭合影响身高。

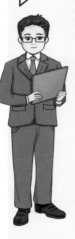

月经　身高

长骨骨骺的生长发育直接影响身高。骨骺板在青春期迅速增长，身高也随之增加。随着骨骺板的骨化，身高增长逐渐减缓，直至骨骺完全闭合，身高停止增长。因此，长骨骨骺的生长发育是决定身高的关键因素。

月经是女性生殖系统发育成熟的一个重要表现，也与身体骨骺闭合密切相关。女性的月经初潮通常在青春期发育阶段出现，随着卵巢功能的逐渐成熟，月经周期逐渐规律。而骨骺闭合则是在青春期发育后期发生，通常在月经初潮后 1~2 年。月经的产生与卵巢周期性的雌激素的分泌密切相关，雌激素能够促进骨骺板附近的成骨细胞活性，加速骨组织的形成，促使钙离子沉积在骨骼中，有利于骨骺板的闭合。因此，月经可以作为女性生长发育的一个标志，预测骨骺闭合的时间。

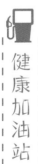

健康加油站

虽然遗传因素是决定身高的一个重要因素，对身高的影响约占 70%。但后天的营养摄入、生活习惯或疾病也是影响身高的重要原因。在青春期，女性的身体发育和生长速度都非常快，因此促进身高的增长是很有可能实现的。要想增加身高，首先要保证充足的营养供给，足够的蛋白质、维生素和适当的钙、磷、锌等矿物质摄入对骨骺生长发育至关重要，营养不良可能导致骨骺生长发育受限，进而影响身高。适当的体育锻炼和阳光照射对长骨骨骺的生长发育具有促进作用，可以选择一些有氧运动、拉伸运动和重量训练等，这些运动可以刺激骨骼生长和肌肉发育，从而促进身高的增长。良好的睡眠习惯也是至关重要的，睡眠不足或睡眠质量不好都会影响生长激素的分泌，从而影响身高的增长。

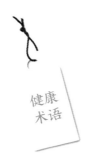

健康术语

骨骺闭合： 指长骨两端的软骨板（骨骺板）逐渐骨化，形成骨组织，从而停止生长的过程。在女性生长发育过程中，骨骺闭合标志着青春期发育的结束。

（谢梅青）

14. 为什么**月经不调**就诊时要检查**性激素**

雌激素、孕激素和雄激素统称为性激素。月经周期会受激素水平调节而发生改变。通过检查性激素水平，医生可以了解患者体内性激素的分泌状况，为诊断和治疗月经不调提供依据。

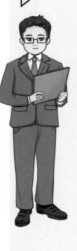

专家说

月经调节主要涉及中枢神经系统、下丘脑、垂体及卵巢，神经内分泌因素自上而下调节卵巢功能，卵巢产生的性激素和活性物质有可以反馈调节中枢神经系统、下丘脑、垂体功能。卵泡开始发育时，雌激素分泌量很少，月经 7 天时卵泡分泌雌激素量迅速增加，在排卵前可达高峰，当卵泡发育成熟后进入排卵期，排卵前雌激素、卵泡刺激素以及黄体生成素均达到高峰，排卵一般在黄体生成素达到峰值时出现，而排卵后雌激素会有短暂下降。排卵后，雌激素与孕酮和抑制素协同作用，对下丘脑和垂体月经相关激素的分泌，特别是抑制促卵泡刺激素黄体期分泌，防止新卵泡发育。卵巢黄体退化后，雌激素和孕酮水平下降。一方面，对子宫内膜的支持消失，包括子宫内膜萎缩、缺血、崩解、脱落及出血等；另一方面，随着抑制素水平的下降，对下丘脑和垂体的负反馈调节得到缓解，体内激素互相作用，刺激新的卵泡发育，开始新的月经周期。

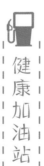

健康加油站

女性性激素检查的项目包括雌激素、孕激素、雄激素、促性腺激素、甲状腺和肾上腺激素等。

月经是女性生殖系统的重要组成部分，正常的月经周期和月经量是女性身体健康的晴雨表。建议女生在日常生活中应该适当监测自己的月经状况，包括记录月经周期、注意痛经情况。

闭经溢乳综合征是一种罕见的生殖内分泌疾病，

主要表现为非产褥期妇女或产妇在停止哺乳一年后持续性的乳汁分泌并伴有闭经。大多数闭经溢乳综合征患者伴有高泌乳素血症，其发生率可高达 95% 或以上。因此，闭经溢乳综合征很可能是垂体分泌 PRL 的细胞从增生发展到肿瘤不同阶段的表现。

（谢梅青）

15. 为什么月经不调就诊时要进行**盆腔超声检查**

盆腔超声可以发现盆腔脏器的结构性病变。常见的与异常子宫出血相关的疾病如子宫肌瘤、子宫腺肌病、子宫内膜息肉及卵巢肿物等都可以通过盆腔超声发现。盆腔超声具有无创、无放射性、价廉等优点，因此常作为月经异常时的首选影像学检查。

专家说

在卵巢分泌的周期性变化的性激素作用下，子宫内膜发生相应的周期性变化，如果没有怀孕子宫内膜则会周期性脱落，从而形成月经。因此，月经正常与否，既与性激素有关，也与子宫或子宫内膜的病变有关。卵巢是分泌雌激素、孕激素的器官，某些卵巢疾病，如颗粒细胞瘤，可能导致性激素的异常，从而导

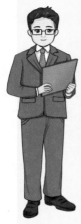

致月经失调。子宫肌瘤、子宫腺肌瘤等通过影响了子宫壁收缩、影响宫腔形状等机制，可能引起月经过多、经期延长等改变。子宫内膜息肉等宫腔内病变会影响子宫内膜脱落而直接影响月经，导致经期延长、经间期出血等。因此当月经失调时选择影像学检查以发现子宫和卵巢的结构性改变，就非常有必要。

在诸多的影像检查中，超声是最常用的方法，具有无创、无放射性的优点，即时可得结果，且具有价格优势，可用于反复检查。妇科超声检查的路径包括经阴、经腹、经直肠，有时还需要进行联合检查。对于有性生活经历者首选经阴途径检查。

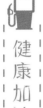

健康加油站

异常子宫出血的病因分类

异常子宫出血以前常分为功能性和器质性，但目前通行的是国际妇产科联盟的分类法，将育龄期女性的异常子宫出血在排除妊娠后，按病因分类分为 9 个基本类型，具体为子宫内膜息肉、子宫腺肌病、子宫平滑肌瘤、子宫内膜恶性肿瘤和不典型增生、凝血相关疾病、排卵障碍、子宫内膜局部因素、医源性和其他类型。前 5 个存在结构改变，可采用影像学技术和 / 或采用组织病理方法观察检查；而后 4 个无结构性改变，不能采用影像学或者组织病理方法确认。需要强调的是，育龄期女性出现异常子宫出血时首先需要排除妊娠。

（陈　蓉）

16. 为什么长期月经不调会引起子宫内膜**病理性增生**

月经不调的原因有很多种，如果因为内分泌紊乱，影响卵巢上的卵泡发育、排出，属于排卵障碍性异常子宫出血。排卵出了问题，卵巢还会产生雌激素刺激子宫内膜增生，但是孕激素相对不足，缺少对子宫内膜转化保护的作用。长此以往，可能造成子宫内膜过度增生，甚至出现病理性增生，严重的会有子宫内膜非典型增生甚至内膜癌变。

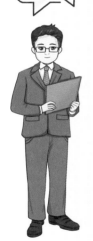

子宫内膜在雌激素作用下逐渐增殖变厚，到一定程度需要孕激素来转化内膜。雌激素、孕激素的产生都离不开卵巢上的卵泡发育和排出，以及排卵后形成的黄体。如果当月没有怀孕，黄体存在半个月左右就会萎缩，雌、孕激素快速下降，内膜就出现脱落、出血，形成月经。

对子宫内膜来说，雌激素是刺激增生的因素，孕激素相对来说就是保护性因素。而孕激素只有排卵后的黄体可以产生，如果没有排卵，就没有黄体，就等于没有孕激素来保护内膜。这种情况常见于青春期或更年期的月经不调，也可以见于多囊卵巢综合征、甲状腺功能减退、高催乳素血症的患者。月经可能推迟

月经不调　子宫内膜增生　子宫内膜非典型增生

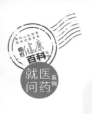

不来，一来就是出血比较多；或者拖拖拉拉十几天不干净；也有的女性月经频发，周期紊乱。

如果长时间不进行调经治疗，子宫内膜在雌激素刺激下可能过度增生，引起病理性改变，医学上分为子宫内膜增生不伴非典型增生和子宫内膜非典型增生。这些需要进行内膜诊断性刮宫手术，结合病理检测才可以诊断。

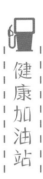

子宫内膜非典型增生属于子宫内膜癌的癌前病变，如果患者已经完成生育任务或者没有再生育的需求，应该首选进行子宫全切术。

药物保守治疗只适用于较年轻的，强烈希望保留子宫再生育的，有一定成功率。但是子宫内膜非典型增生同时合并子宫内膜癌的比例有 19%~45%，保守治疗失败、进展为内膜癌的风险也较高。需要个体化制定管理和随访方案，密切监测。

（邹世恩）

17. **月经失调**就诊时医生为什么让我吃**避孕药**

　　复方短效口服避孕药含有高效孕激素和雌激素，除了避孕外，还可以调整月经，使月经规律、缓解痛经、减少月经量。对于有避孕需求的月经失调的年轻女性而言，复方短效口服避孕药服用方便，还可以同时兼顾避孕和调经功效。

　　月经失调的治疗方案需要根据不同病因进行选择。对于内分泌因素引起的月经失调，复方短效口服避孕药是常用的治疗方法。

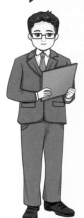

　　避孕药的核心成分是孕激素，其避孕原理主要是通过高效孕激素抑制排卵，同时也会使宫颈黏液变稠（精子不容易通过宫颈）、使子宫内膜变薄（不适合孕卵着床）等多个环节起到避孕作用。最初的避孕药中没有雌激素，单纯孕激素避孕药应用时常常发生点滴出血的情况，后来在避孕药中添加了雌激素来解决这个问题，从而形成了复方短效口服避孕药（compound short-acting oral contraceptive，COC）。COC 是世界卫生组织推荐女性避免非意愿妊娠最安全和可靠的方法之一，有效性超过 99%。COC 本身也在不断优化，孕激素种类改进的同时，雌激素的剂量也在降低。对于不吸烟且无心血管疾病等高危因素的年轻健康女性，安全性高。

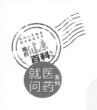

COC 除了可靠避孕外，还有调经的优势。因为服药的规律性和周期性，COC 会让原本不规律的月经变得有规律，具有良好的周期调控作用。COC 可以通过抑制排卵，减少前列腺素分泌，达到缓解痛经的目的，COC 是治疗痛经的一线药物。服用 COC，子宫内膜厚度也会变薄，经血量自然也就少了。因此对于有避孕需求的月经失调的年轻女性而言，COC 是一举两得，可同时兼顾避孕和调经。

COC 除了可起到避孕、调经（规律月经、减少月经量、缓解痛经）的作用外，还可以治疗年轻女性的痤疮、多毛，减少盆腔炎，减少功能性卵巢囊肿；长期应用 COC 还可以保护子宫内膜，减少子宫内膜癌，减少结直肠癌。

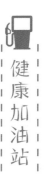

COC 和紧急避孕药是两回事。紧急避孕药本质上是高效孕激素，从避孕角度仅是一种补救措施，只对上一次无保护性生活有效，平均失败率也高达 15%~25%。应用紧急避孕药不仅不能调经，还容易发生不规则的出血，扰乱正常月经周期。因此不主张用紧急避孕药避孕。

（陈 蓉）

18. 为什么有些女性没生孩子也会出现**溢乳**

生理性溢乳是在产后由孩子吸吮乳头引起的生理性现象。有多种情况可能导致女性在没生孩子的时候溢乳，除了乳房局部因素外，高催乳素血症也会引起溢乳的常见原因。

女性在产后溢乳是生理现象，在并非哺乳期时乳头溢液需要考虑以下因素。

（1）乳房局部的因素：如乳腺导管扩张伴导管内乳头状瘤或乳腺癌。当乳头单侧溢液、局部溢液尤其是血性溢液时更需警惕恶性可能。

（2）各种因素导致的高催乳素血症：一般引起双侧溢乳。

人类催乳素是一种肽类激素，主要由垂体催乳素细胞合成和分泌，在妊娠后半期及哺乳期会生理性升高。女性在非妊娠和非哺乳状态下，泌乳素主要受下丘脑多巴胺持续性的抑制性调节，使血泌乳素维持在生理性水平。

很多生理因素会影响血清泌乳素水平。许多日常活动如体力运动、精神创伤、低血糖、夜间、睡眠、

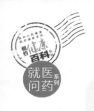

进食、应激刺激、性交或乳头受到刺激等，均可导致 PRL 水平暂时性升高；但这些情况下升高幅度不会太大，持续时间不会太长，也不会引起有关病理症状。

引起高催乳素血症的主要原因有病理性及药物性。病理性高催乳素血症包括：垂体瘤尤其是垂体催乳素瘤，或下丘脑的某些病变如空泡蝶鞍综合征，或某些全身性疾病如原发性和 / 或继发性甲状腺功能减退、慢性肾功能不全等；或各类胸壁炎症性疾病如乳头炎、皲裂、胸壁外伤、带状疱疹等。药物性高催乳素血症常见于精神类药物或部分抗高血压药物。药物诱导的 PRL 升高，其血 PRL 水平多在 25~100ng/mL。

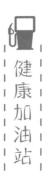

健康加油站

各种原因引起外周血清催乳素水平持续高于正常值的状态称为高催乳素血症。高催乳素血症可能引起女性排卵障碍、黄体功能不足，可能引发月经失调、闭经、不孕或反复流产。

（陈　蓉）

生育问题

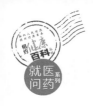

19. 为什么会出现**不孕**

不孕是由多种因素导致的生育障碍状态，一对夫妻未采取避孕措施，有规律性生活至少 12 个月而未怀孕即称为不孕症。

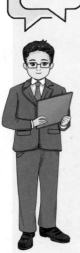

专家说

正常的怀孕需要有良好的种子（正常的精子、卵子并且能受精形成胚胎）、正常的土壤（子宫内膜和子宫环境）以及合适的环境（母体的整体健康状态）。任何一个环节出现问题都可能导致不孕症。女性因素主要包括排卵障碍、输卵管和子宫内膜 3 个方面，男性因素主要是由于男性性功能障碍和 / 或精液异常所致。目前不孕症的发生率呈逐年上升的趋势，主要是生育年龄的延后造成卵子和精子的数量及质量下降，环境因素、不良生活习惯、工作压力等可能导致内分泌失调影响排卵以及对精卵质量带来不利影响，以及受到各种疾病的影响导致生殖器官病变从而影响生育力，常见的如子宫腔粘连、输卵管或输精管堵塞、卵巢巧克力囊肿及多囊卵巢综合征等有关。

不孕症的预防与治疗

（1）不孕症的预防

1）关注青春期健康，预防生殖道感染和性传播疾病。

2）有计划怀孕，防止意外妊娠，避免人工流产；提倡适龄婚育。

3）科学备孕，婚前检查、生育咨询、保持适当的性生活频次。

4）倡导健康的生活方式，戒烟戒酒、远离毒品、合理膳食等。

5）避免接触有毒有害的环境；科学治疗疾病，保护生育力。

（2）不孕症的治疗方法：发生不孕症后，夫妻双方共同到正规有资质的医疗机构进行规范检查与治疗。女性检查项目主要包括卵巢功能测定（月经期性激素检查、抗米勒管激素检查、窦卵泡个数），排卵监测（通过 B 超结合性激素检查了解卵泡发育和排卵），生殖器官病变筛查（B 超检查了解有无子宫畸形、子宫腔粘连、子宫肌瘤及卵巢囊肿等影响生育力的器质性病变），输卵管通畅性检查以及遗传学检查等。男性检查项目包括精液检查、生殖器官检查、性激素测定和遗传学检查等。

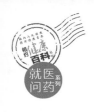

不孕症的治疗需根据患者具体原因选择合适的方案。常用的治疗方法包括宫腔镜、腹腔镜手术，以及卵泡监测指导同房、促排卵治疗、人工授精、试管婴儿等。

（童晓嵋）

关键词

高龄　生育力

20. 为什么**高龄女性**不容易怀孕

生育力是指夫妻双方能够生育活产婴儿的能力。女性生育力是指女性产生卵子、卵子受精并孕育胎儿的能力；男性生育力是指男性产生精子及精子受精的能力。目前，对女性晚生育年龄的界定（高龄生育）尚存争议，比较公认的是按照高龄产妇来定义高龄生育，即女性 >35 周岁、男性 >40 岁。

女性最佳的生育年龄是 23~30 岁，这个时期的生殖功能处于最旺盛时期。随着年龄的增加，女性生育力下降的同时自然流产率升高，活产率降低。女性的年龄可以作为一个独立因素影响最终的妊娠结局，所以应该在合适的年龄生育。

高龄女性不容易怀孕主要有以下原因：①随着年龄的增长，女性的卵巢储备功能下降，包括卵子质量

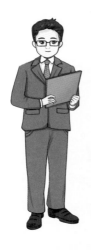

和数量都下降，胚胎染色体异常风险增加，着床率下降，流产率升高；②子宫肌瘤、子宫内膜异位症、子宫内膜息肉及子宫腔粘连等子宫疾病发生风险增加，影响受精卵的着床和发育；③随着男性年龄增长，精子的质量和数量也可能下降，影响受精能力，且随男方高龄精子基因突变风险增加；④高血压、糖尿病、肥胖等慢性疾病可能增加不孕的风险；⑤高龄夫妇在备孕时可能会面临更大的心理压力，从而影响激素水平和生育力。

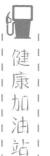

健康加油站

高龄人群如何备孕

（1）保持健康的生活方式，包括均衡饮食、规律运动、戒烟限酒等。

（2）管理并控制体重，正规治疗慢性疾病。

（3）减轻心理压力，可以通过心理咨询、放松技巧等方式来实现。

（4）定期进行生育健康检查，科学备孕，及时发现和处理可能的问题。

（5）如发现卵巢功能低下，可以采用辅助生殖技术助孕，如试管婴儿等。

鉴于高龄带来的各种不利影响，我们建议适龄结婚、早期规划、适时备孕。

（童晓嵋）

21. 为什么**不孕症**就诊时要检查**输卵管**

关键词

输卵管 输卵管检查 输卵管异常

输卵管作为女性生殖系统的重要组成部分，具有输送精子、捡拾卵子、提供精子卵子受精场所及输送受精卵的功能。输卵管发生堵塞或者不通畅会影响精子、卵子的"鹊桥相遇"，也可能导致受精的胚胎无法顺利回到子宫，从而影响正常受孕。

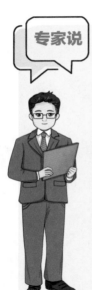

专家说

输卵管异常是导致不孕的重要因素，输卵管性不孕约占女性不孕症的 25%~35%。检查输卵管不仅有助于明确不孕症的原因，还能评估输卵管病变程度。如果输卵管病变程度较轻，可选择腹腔镜手术治疗，术后自然妊娠率可达 50%。如果输卵管病变程度较重，腹腔镜手术效果欠佳，术后自然妊娠率低，建议选择试管婴儿治疗。如果患者存在输卵管积水，建议胚胎移植前处理输卵管积水，因为积水会倒流至子宫腔，影响胚胎着床导致妊娠率下降，流产率增加。

输卵管通畅性的检查方法主要包括以下几种：①子宫输卵管造影，是首选的诊断方法，具有微创、廉价、方便的特点，可以了解子宫有无畸形、输卵管的通畅度以及堵塞位置、有无盆腔粘连等；②子宫输卵管超声造影，具有无放射性的优势，可同时评估子宫及卵巢有无病变，也是临床上常用的检查方法；③输卵管通液，方便、廉价但准确性较低，现在一般不推荐作为常规的检查方法；④宫腔镜下输卵管插管通液术，对输卵管近端的通畅性评估较准确，但无法了解输卵管远端的情况，并且是手术操作，有创且相对前几种方法费用更高，优点是能同时了解子宫腔内的情况。

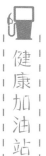
健康加油站

导致输卵管异常的原因及预防措施

输卵管异常的原因包括输卵管先天畸形和输卵管炎症，其中输卵管炎症是主要原因。输卵管炎症的相关因素包括慢性输卵管炎、急性盆腔炎症、宫外孕、子宫腔操作、盆腹腔手术史及子宫内膜异位症等。预防输卵管炎症的发生需要树立正确的性观念，了解生殖健康及科学避孕知识，避免生殖道感染、性传播疾病和意外妊娠，减少子宫腔操作，从源头上降低输卵管性不孕的发生率。

（童晓嵋）

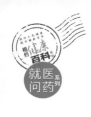

22. 为什么夫妻双方都没有问题却仍**怀不上**

关键词

不孕症　不明原因不孕

大部分不孕症患者经过规范、全面的检查可明确原因，找出导致不孕症的幕后黑手，但也有少数夫妻检查做完后没有异常发现，这种情况医学上称为不明原因不孕。

专家说

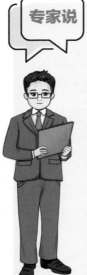

不孕症患者中 90% 左右可查出原因，其中女方因素如输卵管因素、排卵障碍、子宫内膜异位症等占 40%~50%，男方因素如精子生成障碍、精子运送障碍等占 25%~40%，男女双方共同因素占 20%~30%，约 10% 的夫妻双方检查都无异常，为不明原因不孕。

不明原因不孕是一种生育能力低下的状态，属于排除性诊断。不明原因不孕夫妇在 3 年之内仍有 40%~80% 的自然受孕概率。大部分不明原因不孕患者是有原因的，可能只是暂时未检查出原因，如未知的免疫问题、隐匿的输卵管异常、受精障碍等。目前对人类生殖过程尚未完全认识，相信随着生殖医学科学的不断发展，未知的病因将会逐渐被查明。

不明原因不孕如何治疗

不明原因不孕的治疗方案包括期待治疗、腹腔镜探查、诱导排卵、人工授精、试管婴儿。如女方年纪轻、卵巢储备功能好且不孕时间不到 3 年，可以采取期待治疗、腹腔镜探查、诱导排卵或人工授精治疗。轻度子宫内膜异位症与不明原因不孕关系密切，但其常无明显症状，临床上不易察觉，腹腔镜探查可明确诊断，同时可进一步明确输卵管情况，术后怀孕概率明显升高。诱导排卵可刺激卵泡发育，提高卵泡质量。人工授精治疗对精子进行洗涤可优化精子，减少精浆对精子功能的不良影响，增加妊娠率。部分不明原因不孕患者人工授精失败后可行试管婴儿治疗，以上治疗可解决大部分患者的生育问题。

（童晓嵋）

23. 为什么月经**周期不准**的女性不容易怀孕

从月经来的第 1 天到下次月经来的第 1 天即为月经周期，月经周期平均为 28 天，在 21~35 天范围内都属于正常。

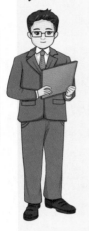

专家说

卵子产生于女性的卵巢中，成熟以后便会从卵巢中排出。女性一生可以排出约 400 个成熟的卵子。规律的月经周期代表着正常的卵泡发育和排卵，是怀孕的必要条件。如果月经周期不准，则可能提示无排卵，即排卵障碍，在引起不孕的同时可伴随一系列的症状如月经失调、闭经、多毛及肥胖等，没有排卵就无法怀孕。

正常的卵泡发育和排卵依靠大脑分泌激素，作用于卵巢后卵泡发育并排卵，该过程中的任何环节出现器质性病变或者功能失调均可能导致排卵障碍。排卵障碍的病因包括：下丘脑、垂体和卵巢的异常（如颅内肿瘤，垂体损伤、缺血或炎症，多囊卵巢综合征，卵巢功能早衰等），激素分泌功能失调（如精神过度紧张、体重过重或过轻、神经性厌食），药物性因素（如长期服用氯丙嗪或减肥药等导致激素分泌紊乱），以及其他内分泌腺体的疾病（如甲状腺功能、肾上腺功能异常）也会间接导致性激素的异常。

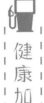

如何监测排卵

月经周期规则的女性，排卵日是按照月经周期预估的下次月经第 1 天往前推 14~16 天。月经周期不规则的女性可以根据观察阴道黏液的变化、基础体温、排卵试纸等方法自行监测排卵，也可至医院就诊，通过 B 超检查联合性激素测定来监测排卵。

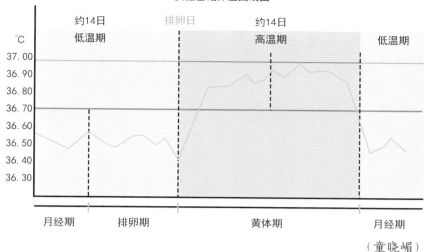

女性基础体温曲线图

约14日 低温期　排卵日　约14日 高温期　低温期

月经期　排卵期　黄体期　月经期

（童晓嵋）

24. 为什么年轻女性却出现

卵巢功能减退

卵巢的主要功能为产生和排出卵子，以及分泌性激素。育龄期女性生理情况下左、右卵巢每月交替排出一个成熟卵子，其分泌的性激素促进并维持女性性征的发育。

专家说

随着年龄增加，卵巢功能减退，卵子数量减少，同时伴随卵子质量下降，引起生育能力下降，这是一种正常生理现象。如果在 40 岁以前出现卵巢功能严重

关键词

早发性卵巢功能不全　卵巢功能减退

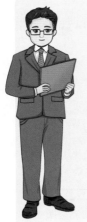

的下降甚至卵巢功能衰竭称早发性卵巢功能不全和卵巢功能早衰，主要原因包括以下几点。

（1）遗传因素：即染色体异常和基因突变。

（2）医源性因素：各种疾病或者疾病治疗的过程中破坏了卵巢功能，如卵巢囊肿手术破坏了正常的卵巢组织、恶性肿瘤的放化疗损伤了卵巢的细胞。

（3）自身免疫性疾病：如系统性红斑狼疮、类风湿关节炎等疾病本身以及长期使用免疫抑制剂均有可能影响卵巢功能。

（4）环境因素：如污染、杀虫剂和塑化剂等毒物接触。

（5）社会心理因素：如生活节奏快、压力大、长期紧张焦虑状态、失眠等。

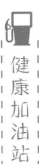

健康加油站

如何预防卵巢功能减退

首先，要保持健康的生活方式，规律作息、适当锻炼、避免熬夜；健康合理饮食，适当补充钙剂及维生素 D；避免生殖毒性物质的接触；体重控制，避免超重或肥胖，也要避免体重过轻；重视情绪管理，保持乐观积极的态度，必要时进行心理疏导。其次，规范、科学地治疗疾病也同样重要，如实施盆腹腔相关手术尤其与卵巢相关的手术时需充分评估卵巢功能及制定合理的手术方案，注意卵巢功能的保护，治疗恶性肿瘤及自身免疫性疾病建议进行多学科合作的综合诊治。

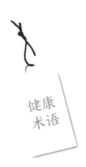

健康术语

早发性卵巢功能不全：40 岁以前的女性，若出现月经异常（闭经或月经稀发>4 个月）、卵泡刺激素>25IU/L（连续两次，间隔超过 4 周）、雌激素水平波动性下降，则提示发生早发性卵巢功能不全。

（童晓嵋）

关键词

子宫内膜　怀孕

25. 为什么**子宫内膜薄**会影响怀孕

　　子宫是胎儿生长发育的场所，子宫内膜是胚胎落脚、生根发芽的地方。就像种子需在肥沃的土壤里生根发芽，胚胎也需要在条件良好的子宫内膜里茁壮成长。过薄的子宫内膜如同贫瘠的土地，无法支持胚胎的生长，从而增加了不孕和流产的风险。

　　子宫内膜的厚度是影响胚胎着床的重要因素之一，子宫内膜随着月经周期的激素变化而周期性脱落和生长，一般当卵泡发育成熟至排卵后的一段时间，子宫内膜达到了这个月经周期的最高厚度。子宫内膜最高厚度达到 8~14mm 时最有利于胚胎着床，当子宫内膜厚度 ≤ 7mm 则称为薄型子宫内膜，而子宫内膜厚度 ≤ 6mm 怀孕概率会显著下降。子宫内膜过薄，受精

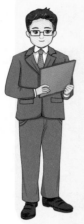

卵缺少在子宫着床的空间，胎儿在发育过程中也无法得到强有力的支持，最终引起不孕或流产。即使采用辅助生殖技术助孕，子宫内膜厚度若不足以支撑胚胎着床，妊娠率也会明显下降。不过子宫内膜薄也不是一定没有怀孕的机会，有研究指出，即使子宫内膜厚度 ≤ 6mm，移植高质量胚胎也有 30% 以上的妊娠率。但如果发现子宫内膜偏薄，建议积极寻求生殖医生的帮助，排查原因并进行相关治疗。

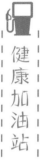

如何保护子宫内膜

首先要做好避孕措施，减少不必要的子宫腔操作。大部分的子宫内膜薄是由于子宫腔操作引起的，反复的人流吸刮子宫内膜，超出其修复极限，后续备孕时可能会面临子宫内膜厚度不达标的问题。其次，做好个人卫生、合理膳食、充足睡眠、科学运动，帮助机体的免疫系统更好地发挥作用，增强抵抗力，降低感染风险，保持生殖道的自然防线，不要破坏阴道内的生态平衡。再次，定期体检，关注自身健康。先天的子宫畸形我们通常可以通过辅助检查包括 B 超、造影、磁共振等方法进行诊断鉴别。如果能在备孕前及时诊断子宫畸形，并积极做相关处理，能避免一些因子宫畸形引起的难免流产，减少子宫腔受损的概率。

（童晓嵋）

26. 为什么有些**不孕症**患者不适合做**试管婴儿**

试管婴儿是帮助不孕症患者完成生育的一项辅助生殖技术，但是试管婴儿不是不孕症的唯一治疗手段，并不是所有不孕症患者都需要通过试管婴儿才能解决生育问题。

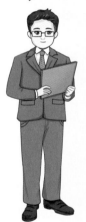

发生不孕症后应该到正规的医疗机构进行不孕症原因的筛查和规范化治疗。大部分患者通过卵泡监测指导同房、促排卵治疗、人工授精和/或宫腹腔镜手术等治疗就能解决生育问题。试管婴儿即体外受精胚胎移植术技术，指通过促排卵治疗使多个卵泡发育并从体内取出卵子，在体外完成与精子的受精并发育成胚胎，最后将胚胎移植回母体子宫内使之着床的过程。常规的试管婴儿治疗主要是帮助卵子精子无法在体内自然结合、发育成胚胎及着床的患者实现妊娠，可以解决许多不孕症患者的生育问题，虽然具有较高成功率，但是在治疗过程中也可能会带来以下不良反应和并发病：促排卵相关的并发病如药物过敏、卵巢过度刺激综合征、卵巢扭转及破裂等，取卵手术相关并发病如感染、出血等。此外，相对于其他治疗方法，试管婴儿费用较高。只有当其他方法无法解决生育问题时才建议进行试管婴儿治疗。

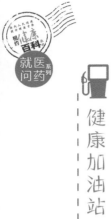

哪些情况可考虑直接行试管婴儿治疗

明确的无法通过手术或者药物改善的因素导致的不孕症，如双侧输卵管切除术后、重度的男方少、弱、畸形精子症或者无精子症（不可逆的梗阻或者生精障碍导致的无精子症）。已明确不孕原因且采取相应治疗后仍未成功怀孕，如输卵管异常、子宫内膜异位症或子宫腺肌病等患者手术后充分试孕未怀孕、不明原因不孕行 3 次及以上人工授精未怀孕，排卵障碍进行多次促排卵治疗未怀孕，或者因肿瘤等治疗而行生育力保存等情况。有家族性单基因遗传病或者染色体病，或者反复因为胚胎异常而导致流产的夫妻，在经过遗传咨询之后，可以选择第三代试管婴儿治疗。

（童晓嵋）

27. 为什么**试管婴儿**不能保证一次**移植**就成功

就像不是播种的每一个种子都能发芽，试管婴儿也同样无法保证每次移植都能成功。影响试管婴儿成功的因素有很多，主要包括胚胎质量、子宫腔和盆腔环境、胚胎与子宫内膜的同步性、母体因素等。

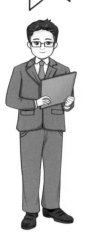

影响胚胎质量最主要的原因是母亲年龄，高龄女性卵子质量下降，胚胎染色体非整倍体率增加，导致胚胎移植成功率下降。子宫腔环境异常，如子宫内膜息肉、子宫黏膜下肌瘤、子宫腔粘连、薄型子宫内膜及子宫内膜炎等都会影响胚胎移植成功率。盆腔环境异常如输卵管积水、盆腔子宫内膜异位症等，也可能影响胚胎移植成功率。胚胎与子宫内膜的同步性异常也将导致胚胎移植失败。此外，母体存在易栓症、黄体功能不全、高催乳素血症、胰岛素抵抗及结缔组织相关疾病（如抗磷脂综合征）等，都会影响胚胎移植成功率。

试管婴儿治疗过程中，医生会做仔细的排查，但即便排除了母体全身性的因素，也有一定的不确定因素影响成功率。这些不确定因素包括，常规的试管婴儿治疗，俗称第一代、二代试管，主要根据形态学评分挑选胚胎，可能不足以全面反映胚胎的发育潜力。另外，胚胎被移入子宫腔后会"游走"，子宫过度兴奋，收缩频率或者方向异常，均可能影响胚胎着床。前 3 次胚胎移植的成功率是接近的，大部分人会在前 3 次移植周期中获得妊娠。因此，如果一次移植不成功，在已经做足准备的情况下，不用过分焦虑。

（童晓嵋）

关键词

胚胎移植　着床失败

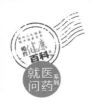

28. 为什么试管婴儿也会
发生**宫外孕**

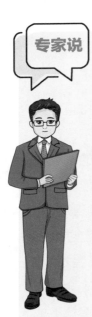

受精卵在子宫腔以外着床，称为异位妊娠，就是我们常说的宫外孕，多发生于输卵管，有时在宫角处，还有罕见的情况发生在宫颈或剖宫产瘢痕处。

专家说

自然受孕时精子和卵子是在输卵管内自然受精，由于各种因素导致不能自然受精，才进行试管婴儿治疗。胚胎进入子宫后它选择哪里"安家落户"以及着床的位置不受意愿的控制，有一定的不确定性。

输卵管形态和功能异常会让受精卵通往子宫的道路变得崎岖坎坷。虽然试管婴儿将胚胎直接放置到子宫腔内，但通常移植第3天的胚胎，在生理情况下，这时候的胚胎宝宝是仍旧在输卵管里的，因此，有学者推测第3天的胚胎放入子宫腔内后可能仍旧会趋向于输卵管的位置，"游荡"一圈后再重回子宫腔内"安家落户"，如果胚胎游走后无法按时回到子宫腔则会发生宫外孕。有输卵管异常的患者进行试管婴儿治疗的宫外孕率与自然妊娠相比显著降低，但仍然有3%的发生率。

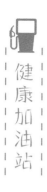

如何降低宫外孕的发生率

宫外孕的发生率与子宫内膜的厚度、移植胚胎的数量和质量、输卵管因素以及胚胎移植方案有关。控制胚胎移植个数，移植 1 个胚胎可以避免宫内、外同时妊娠的发生。囊胚培养有利于筛选出着床能力更高的胚胎，并减少宫外孕的发生。冻融胚胎移植比新鲜胚胎移植雌激素水平会低一些，可能降低子宫的收缩程度从而降低宫外孕发生率。对于输卵管已经有严重病变或者有宫外孕史的患者，在胚胎移植前进行输卵管切除或结扎，可最大程度地降低胚胎移植后游走误入输卵管的概率。

（童晓嵋）

29. 为什么一次**胚胎停育**或**自然流产**后不用做过多检查

一次胚胎停育或者自然流产是常见现象。绝大部分的胚胎停育发生在妊娠的早期阶段即妊娠前 3 个月，表现为正常发育的胚胎生长停滞，孕囊萎缩，空孕囊不见卵黄囊，或者有孕囊以及胎芽，但未见胎心，或者见到胎芽胎心但后期胎心消失。

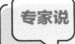

专家说

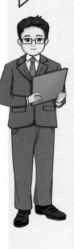

关键词

胚胎停育　自然流产

　　育龄夫妻备孕过程中，受到某些外在环境或者内在因素的影响，可能产生异常的卵子或者精子，这些异常的配子形成异常的受精卵，可能在很早期就表现为妊娠丢失，或者持续发育一段时间后停止发育。

　　导致胚胎停育最常见的原因是受精卵本身可能存在缺陷。即使夫妻双方的染色体正常，有时也会产生有缺陷的受精卵，若备孕夫妻高龄，这一缺陷的发生率会升高。其次，受精卵所处的环境不易于生长发育，如子宫存在缺陷，或者母体存在某些自身免疫性疾病如抗磷脂抗体综合征、干燥综合征、系统性红斑狼疮，或全身系统的疾病如糖尿病、高血压等以及遗传相关的血栓易感倾向。

　　研究发现生化妊娠，表现为人绒毛膜促性腺激素（human chorionic gonadotropin，hCG）短暂升高后继而降低的概率接近60%，属于正常现象。有研究显示，即使既往有2次妊娠丢失，若排除常见的复发性流产的原因后，即使不进行医疗干预，再次妊娠能成功生下宝宝的概率可达60%以上。因此，一次胚胎停育以及自然流产，准妈妈们完全不用过度紧张和害怕，不用过度检查和治疗。

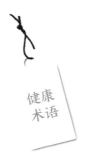

健康加油站

若发生胚胎停育或者自然流产 2 次及以上的夫妻，建议到正规的医疗机构进行流产原因的排查。夫妻双方要进行染色体检查。女方需排查子宫发育缺陷，如是否存在纵隔子宫、子宫黏膜下肌瘤、子宫腔粘连等，输卵管造影排查是否存在输卵管积水，以及血栓易感倾向方面检查、甲状腺功能、检查糖耐量试验及催乳素检查等。男方需进行精子质量尤其是精子核酸完整性的检查。

健康术语

复发性流产： 又称习惯性流产，2017 年欧洲生殖年会专家共识将复发性流产的定义修改为 2 次及以上的妊娠丢失，包括生化妊娠及临床妊娠的丢失。

（童晓嵋）

30. 患**乳腺癌**的女性到底
还能不能生育

乳腺癌是中国女性最常见的恶性肿瘤，并且中国乳腺癌中年轻乳腺癌较欧美国家明显多。乳腺癌已成为疗效最佳的实体肿瘤之一，许多年轻乳腺癌得以长期存活，因此生育已经成为很多年轻乳腺癌患者更高的追求目标。妊娠期间，母体处于生理性的高雌激素、高孕激素环境中，远远高于非孕时水平。乳腺癌总体上被视为雌激素敏感肿瘤，那么乳腺癌患者到底还能不能生育呢？

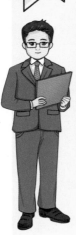

2011 年一项 Meta 分析指出，乳腺癌生存者妊娠能降低 41% 的死亡风险。2013 年发表的关于欧洲的多中心回顾性研究提示，乳腺癌患者生育对预后既无保护作用，也无特别危害，妊娠并不增加乳腺癌患者的复发风险。2021 年的一项 Meta 分析发现，与未妊娠者相比，妊娠的乳腺癌生存者乳腺癌后妊娠总体安全。2022 年一项综述明确指出，妊娠对乳腺癌预后无不利影响。

乳腺癌患者妊娠的安全性与激素受体状态有关。2017 年进行了妊娠后中位随访时间 7.2 年的生存分析，发现妊娠对雌激素受体阳性者的无病生存率和总生存率无显著影响；妊娠对雌激素受体阴性者，总生存率有利。在 2021 年的一篇文章再次强调，雌激素受体阳性乳腺癌幸存者妊娠对无瘤生存率无不利影响。

乳腺癌患者妊娠率低于同龄健康对照人群，部分乳腺癌患者需要辅助生殖技术帮助才能受孕。研究表明，体外受精（in vitro fertilization，IVF）助孕不增加乳腺癌复发风险，体外受精时的超促排卵也不增加乳腺癌复发风险。

在讨论乳腺癌患者妊娠安全性时，不仅要关注母亲的安全，孩子的安全性同样重要。2022 年的一篇综述指出，与健康女性相比，乳腺癌生存者的剖宫产、低出生体重、早产和小于胎龄儿的风险增加，但是出生缺陷或其他产科并发症无显著增加。因此，相较于一般人群，乳腺癌幸存者在妊娠期间应接受更密切的监测，但无严重产科或子代风险。

因此，目前证据提示妊娠不增加年轻乳腺癌患者的复发风险，应把生育力保护纳入年轻乳腺癌患者的诊疗计划中，以实现年轻乳腺癌患者的生育愿望。

患乳腺癌女性应选择何时生育

健康前沿

当明确了乳腺癌患者可以生育后，人们开始关注这些女性生育时机的选择。生育时机的选择需要综合考虑患者的年龄、肿瘤治疗的必要性及其对生育的影响，从而平衡生育力的保护和疾病复发风险。

首先，年龄因素是不可忽视的一环。女性生育力下降的主要原因是卵巢衰老，和年龄密切相关。女性生育力约在 32 岁时开始显著下降，并在 37 岁后下降加剧。并且，即使采用辅助生殖技术也无法改变年龄增长对生育力的影响。因此，对于年轻乳腺癌患者，其生育时机的选择应当在病情允许、治疗方案合适的时候尽早开始，避免高龄对生育力的损伤。

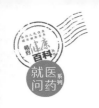

其次，一些乳腺癌相关的治疗措施可能对生育力造成负面影响。其中影响最显著的为化疗药物，而化疗药物中又以烷化剂对于卵巢的影响最为明显，其次是顺铂、阿霉素，而氟尿嘧啶、甲氨蝶呤则影响最小。同时化疗药物使用时间越长、剂量越大，其累计效应对卵巢的影响越大。而内分泌治疗中当使用 SERM 药物，如他莫昔芬等，在治疗期间则由于药物致畸性，不应进行尝试妊娠。虽然药物本身不影响卵巢功能，但可能由于治疗期间的避孕，导致怀孕年龄的推迟，从而影响生育力。手术治疗方面，乳房部位的手术不影响生育，但针对雌激素依赖性乳腺癌患者的卵巢去势手术则会剥夺患者的生育能力。放疗方面，由于乳腺癌的放疗对盆腔影响较小，因此对生育力的损伤也相应较小。靶向治疗方面，靶向药物对卵巢及生育力的影响尚不明确。对于年轻女性乳腺癌患者，在确诊后应当尽早明确是否具有生育需求，从而进行相应的肿瘤诊疗方案制定，并在治疗过程中选择合适的生育力保护方案。

针对乳腺癌患者的最佳妊娠时机，目前上没有准确的共识，需要综合考虑患者年龄、卵巢储备功能、其肿瘤特性和肿瘤分期、雌孕激素受体状态、辅助内分泌治疗手段、化疗方案、患者个人高危因素等。《中国年轻乳腺癌诊疗专家共识（2022）》建议年轻乳腺癌患者尽可能在复发高峰年限过后再考虑妊娠。三阴性乳腺癌的复发高峰为诊断后 2~3 年，而雌激素受体阳性患者的复发风险则在诊断后数年持续存在，并需要接受 5~10 年的辅助内分泌治疗，因此对其妊娠时机存在矛盾。由国际乳腺癌研究协作组和肿瘤临床试验联盟共同发起的一项国际、多中心、单组试验——POSITIVE 研究，旨在探索有生育需求的激素受体阳性早期乳腺癌患者暂时中断内分泌治疗以尝试妊娠的安全性和妊娠结局。该研究入组了 500 余名接受辅助内分泌治疗 18~30 个月后希望暂时停止治疗并尝试妊娠的患者，其中部分患者在内分泌治疗中断一定时间后再次恢复治疗。结果显示，与未中断内分泌治疗的对照组相比，暂时中断内分泌治疗并没有增加 3 年乳腺癌事件（定义为同侧或局部浸润性疾病、远处复发或对侧浸润性乳腺癌）的风险。这项研究首次前瞻性证实了中断内分泌治疗尝试妊娠对早期激素受体阳性乳腺癌患者短期预后的安全性，但仍需长期随访评估其远期复发率和对生存期的影响。

在参考了数个指南后，建议乳腺癌患者在确诊 2 年后、最后完成乳腺癌的治疗后再尝试妊娠，化疗或内分泌治疗期间则禁止妊娠；如不能完成内分泌治疗，建议在怀孕前至少接受 18 个月内分泌治疗，在他莫昔芬停药 3 个月后再尝试妊娠，分娩后则应恢复内分泌治疗。以完成既定的 5~10 年疗程。至于靶向治疗（曲妥珠单抗）则建议妊娠前至少停药 7 个月，而免疫治疗的停药时间尚无直接证据，推荐停药 3~6 个月再妊娠。在妊娠期间需要密切监测母亲和胎儿的状况。

（陈　蓉）

更年期问题

31. 为什么女性会经历**更年期**

更年期通常指女性从生殖期过渡到非生殖期的年龄阶段，常包括围绝经期前、后的一段时间。更年期是女性生命各阶段连续统一体中的一个点，标志着生育时期结束。

关键词

更年期 卵巢功能减退 雌激素

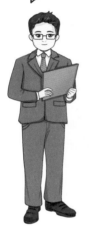

女性一般在 40 岁以后出现卵巢功能减退，表现为卵泡数目减少及排卵功能不足，即卵泡对垂体分泌的促性腺素反应性较差。卵巢所分泌的雌激素量下降，甚至不能排卵。随着卵巢功能的进一步衰退即逐渐接近绝经期。此变化过程被称为女性更年期。

女性进入更年期后，月经开始紊乱、经量减少甚至月经不来，到 50 岁左右绝经，这是不以人的意志为转移的生理现象。由于女性体内多个器官和组织都受到雌激素的保护作用，随着更年期的到来，体内雌激素水平下降，这些器官和组织会发生变化而出现一系列的更年期相关症状，即更年期综合征、泌尿生殖道萎缩、骨质疏松、心脑血管疾病与老年痴呆等，同时，随着年龄的增加，女性可合并或出现一些器官退化的问题。所以，更年期又被称为"多事之秋"。

女性都会经历更年期，它是人生旅途中非常重要的一部分。女性希望永葆青春、返老还童不过是人们的美好愿望而已。临床医学应用激素补充疗法不是阻止更年期的到来，而是防治与更年期有关的疾病，提高生活质量。

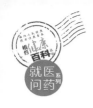

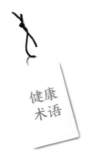

健康术语

绝经：系一个回顾性概念。女性40岁以后，停经12个月以上，排除妊娠后可诊断绝经。

围绝经期：从出现月经周期规律性的改变（周期变化>7天）或出现雌激素缺乏或波动的症状开始到最后一次月经后1年。

（吴　洁）

关键词

月经紊乱　贫血　卵巢功能减退

32. 为什么**更年期**女性会出现**月经不调**

女性进入更年期，卵巢功能开始减退，常常表现月经不调，如停经较长时间后突然来了月经，来了后出血时间长、出血量比较多等，严重时可伴有贫血。临床上一般从卵巢功能衰退至月经停止，更年期女性无月经的情况持续12个月后可确定为绝经。

专家说

月经变化的情况主要有以下几种情况。

（1）月经周期紊乱：从正常的月经周期变为不定期的阴道流血，有时经期延长或变为持续性阴道流血、淋漓不断一两个月不止；也可因大量阴道流血而发生贫血。一般经过1~2年月经会完全停止。这种情况应作详细的全面检查，排除生殖器官的器质性疾病，尤

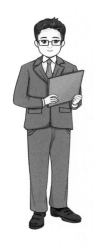

其是恶性肿瘤引起的月经不调。随后按更年期女性的月经紊乱进行相应治疗。

（2）稀发月经：月经周期间隔时间长，由正常 20~30 天变为 2~3 个月或更长时间行经 1 次。经量可正常或较前减少，间隔时间逐渐延长至 4~5 个月或半年才行经 1 次，最后则完全停经。

（3）突然绝经：少数更年期女性以往的月经周期及经期正常，突然月经不来；也有的周期正常，仅有几次月经量逐渐减少，随后月经突然停止。

（吴　洁）

33. 为什么更年期女性经常
潮热出汗、睡不好觉、发脾气

更年期女性由于雌激素水平的波动和下降，导致出现的一些以自主神经功能紊乱、情感障碍为主要表现的一系列生理和心理症状，称为更年期综合征。

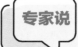

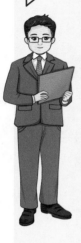

更年期综合征 雌激素 体温调节

最主要的是血管舒缩症状，以潮热、出汗为最常见。体温调节的基本中枢在下丘脑，更年期女性的雌激素水平波动，会导致下丘脑体温调节中枢的体温调定点变化，并指令血管进行相应的反应。如果下丘脑判定身体热了，舒张血管散发热量，于是会出现潮热出汗的反应，人会感觉需要赶紧脱衣服；之后，下丘脑又判定身体冷了，开始收缩血管，减少热量散发，人又感觉冷了，需赶紧穿衣服。更年期女性的潮热出汗发生频率、程度，个体差异比较大，一般在下午，还有夜间发生，尤其在情绪激动或疲劳的时候发作，轻者几天 1 次，重者 1 天可发作几十次。持续时间可长可短，可能是几秒钟，严重的可能会有几分钟。潮热出汗会严重影响睡眠，增加夜醒次数和夜间觉醒时间。更年期的雌激素水平下降与睡眠障碍尤其早醒有相关性。

此外，更年期女性的卵巢功能衰退，影响大脑皮质、丘脑下部和边缘系统活动，导致交感神经应激性增加和情绪不稳定。因此，临床上会出现情绪复杂多变、紧张激动、性情急躁及易哭等症状。

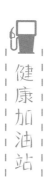

健康加油站

一项对中年女性长达 20 年的随访研究，分析失眠症状和睡眠时间在中年时期的轨迹与随后发生的心血管疾病之间的关系。结果显示，在考虑了人口学特征和心血管疾病危险因素后，持续失眠症状，伴或不伴随睡眠时间短（≤ 5 小时）与 70%~75% 的心血管风险增加有关。强调了长期不良睡眠对心血管健康影响的重要性。

（吴　洁）

更年期女性如何进行情绪管理

34. 为什么更年期女性会出现
肌肉和骨关节疼痛

骨关节疼痛是中国更年期女性最常见的症状。更年期雌激素水平下降会造成全身丢失约 15% 的骨骼肌，肌肉力量也随之下降；肌肉衰减过程中还会伴发疼痛。但迄今为止，肌肉疼痛与关节疼痛的关系，尚无一致性的结论。

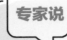

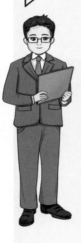

更年期女性随着雌激素水平的下降会出现骨量丢失，严重者还会发生骨质疏松及骨质疏松性骨折。一般说来，绝经 5 年内的骨量丢失速度最快，可达每年 5%。骨量丢失 10% 以上，就会出现周身骨关节的疼痛，腰酸背痛感尤为明显。在骨骼疼痛的基础上还会出现肌腱的疼痛，比如常见的腱鞘炎和狭窄性腱鞘炎。与更年期相关的骨关节疼痛的部位一般不固定，常见部位是腰腿部，此与器质性病变造成的骨疼痛不一样。

此外，雌激素可以直接作用于胶原、细胞因子、基质金属蛋白酶等。低剂量的雌激素对膝盖和髋部关节有保护作用。当雌激素水平明显降低时，骨和关节失去了这些因子的保护，可能会出现一些骨关节炎，导致疼痛的发生。

（吴　洁）

35. 为什么更年期女性
容易**发胖**

女性进入更年期后，不一定会出现"体重增加的发胖"，但会出现全身体脂的重新分配，即更年期女性的腹部内在脂肪明显增加，腰变得越来越粗。更年期后，女性肥胖发生率为 15%~20%。相比于绝经前女性，绝经后女性的内脏脂肪增加近 50%。

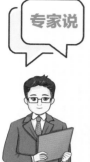

专家说

从青春期开始，雌激素就统筹安排女性脂肪在身体的分布，乳房及臀部脂肪组织有雌激素受体，雌激素调控这些部位的脂肪细胞增殖分化。雌激素调控脂肪细胞分泌细胞因子，促使脂肪组织在乳房及臀部聚集，塑造女性丰乳翘臀小蛮腰的优美"体态"。

然而，由于更年期女性的雌激素水平下降，脂肪组织失去调控，在腰腹部、内脏聚集，使女性腹部和腰部更易发胖。此外，一些更年期症状可能间接导致体重增加。比如，睡眠障碍扰乱控制食欲的激素，增加饥饿感。某些情绪变化激活身体压力反应，增加皮质醇激素的产生，促进脂肪储存并激起对不健康食物的渴望。潮热、疲乏、情绪及全身酸痛等也会影响锻炼的意愿和能力。同时，随着年龄增长，新陈代谢变慢，身体更倾向于能量储存而非消耗，更容易发生脂肪堆积。

（吴　洁）

关键词

内脏脂肪　更年期发胖

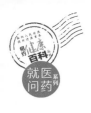

36. 为什么绝经好几年还会经常患**尿道炎**

关键词

尿频

尿急

尿痛

绝经后老年女性发生的尿道炎又称萎缩性尿道炎，指女性绝经后内分泌失调引起的尿道萎缩性变化所致，10%~15% 的 60 岁以上绝经妇女会出现反复发作的尿频、尿急、尿痛等排尿刺激症状及尿路感染，其发病率会随年龄增长而增加。

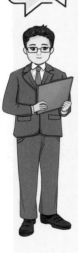

专家说　女性雌激素水平下降是绝经后女性反复犯尿道炎的主要病因之一。绝经前女性分泌的雌激素具有维持阴道上皮适当的糖原贮存与乳杆菌的生长，可以维持正常的阴道 pH ≤ 4.5。绝经后，阴道 pH 上升，引起菌群失调，导致细菌性阴道感染和泌尿道感染。另一方面，尿道括约肌及膀胱三角区上皮细胞内存在丰富的雌激素受体，使雌激素发挥着维持膀胱及尿道黏膜完整性的重要作用。绝经后雌激素水平下降引起尿道和膀胱黏膜变薄，发生尿道炎和尿痛，反复尿路感染。严重者，阴道黏膜的萎缩使尿道口向内牵拉，因而易发生尿道肉阜、尿道炎及膀胱炎。

此外，老年女性尿路感染发生的原因还与机体的内在抵抗力减弱、尿道解剖及生理特点改变及内环境异常有密切关系。

（吴　洁）

37. 为什么**更年期**女性要预防 **骨质疏松症**和**骨折**

骨质疏松症是由于多种原因导致的骨密度和骨质量下降，骨的微结构破坏，造成骨脆性增加，从而发生骨折的全身性骨病。此疾病非常隐蔽，等到身体察觉到症状时，通常骨量丢失已经很严重了。正常骨骼是通过破骨细胞和成骨细胞协调作用，使骨质不断得到更新。破骨细胞管理骨吸收，成骨细胞管理骨形成（重建）。当破骨细胞活动强于成骨细胞活动时，骨量则不断丢失发生骨质疏松，严重者出现骨折。女性体内的雌激素可以调控这两种细胞的活动维持骨健康。

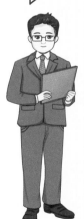

更年期女性出现雌激素缺乏时，雌激素对破骨细胞的抑制作用减弱，破骨细胞活性大大增加，虽然此时成骨细胞活性并不低，但由于破骨细胞活性的增强，导致骨吸收多于骨形成，骨丢失加快。因此雌激素下降是绝经后骨质疏松发病的主要原因。绝经后骨丢失的过程与血雌激素水平密切相关，当血雌二醇水平低于 40~80pg/mL 时，可发生骨丢失。绝经 5 年内，雌激素水平下降速度最快，骨丢失量最多，年丢失率平均为 2%~5%，绝经 5 年后，雌激素下降速度减慢，骨丢失率也减慢到每年 1%。通常骨量降低 10%，使骨折率的风险增加 1 倍。骨质疏松后易发生脆性骨折，即没有外伤或者是轻微外伤就骨折，比如拿重物、咳嗽或乘坐汽车时颠簸等。因此，更年期女性一定要预防骨质疏松症和骨折。

健康加油站

骨折风险评估工具（fracture risk assessment tool，FRAX）是一种应用临床危险因素来评估每一位个体发生骨质疏松性骨折绝对风险的软件工具，可预测个体 10 年内发生骨折的可能性，如髋部骨折百分率及其他全身主要部位骨折的百分率。

（吴　洁）

动脉粥样硬化　胆固醇　血栓

38. 为什么更年期女性 **心血管疾病**风险会增加

在围绝经期，约 25% 的女性可能会感到心悸、心前区不适，有时还可伴有心动过缓或过速等症状。

女性分泌的雌激素是心血管系统的"保护神"，发挥较多的生理作用。如雌激素可以促进血管扩张，防止动脉狭窄堵塞；上调血管内皮细胞功能，促进新生

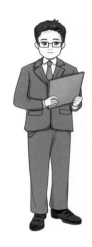

血管形成，修复损伤血管，减缓动脉粥样硬化的发生；降低血浆低密度脂蛋白胆固醇的含量，改善血脂水平，升高高密度脂蛋白胆固醇的含量；影响凝血及纤维蛋白溶解系统，防止血栓的发生及扩大；调节胰岛素分泌，降低血糖浓度，预防 2 型糖尿病的发生而保护心血管。

当更年期女性出现雌激素缺乏时，上述的保护作用受到破坏及消失，临床上会出现心慌胸闷、血压波动等症状，心血管疾病风险明显增加。胆固醇水平每上升 10%，老年女性的冠心病的发病率增加 2%；绝经女性低密度脂蛋白水平的升高是冠心病发生的独立风险因子。此外，绝经后女性内脏脂肪增加了患者中风、2 型糖尿病和心脏病风险。

（吴 洁）

39. 为什么**性激素**可以治疗女性**更年期相关疾病**

更年期女性出现潮热出汗等诸多不适症状的本质原因是卵巢功能减退后雌激素水平的波动或下降，导致身体内有雌激素受体的组织器

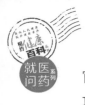

官发生功能失调。此外，女性的内分泌调节轴如下丘脑、垂体等出现功能紊乱，进而连累甲状腺、肾上腺及胰岛等一系列内分泌器官，甚至脂肪组织的细胞因子分泌出现异常。

关键词

雌激素 绝经激素治疗

绝经激素治疗指给予更年期女性适当补充雌激素、孕激素等性激素制剂，让全身的内分泌腺体及其分泌的激素重新协调地工作起来，纠正更年期的相关疾病。由于绝经的本质是卵巢功能衰竭，雌激素波动性下降和缺乏导致的多种相关症状，并增加女性代谢性疾病的风险。绝经激素治疗既可以缓解相关症状，还可以有效预防骨质疏松症等更年期女性的退化性疾病，可以一揽子解决绝经相关问题，目前为最为有效的专业医疗措施。

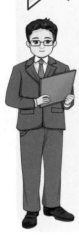

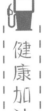

健康加油站

绝经激素治疗是一项医疗措施，在治疗前必须符合适应证，排除禁忌证。

绝经激素治疗的适应证及禁忌证

适应证	禁忌证
如月经紊乱，潮热、出汗，睡眠障碍，疲乏无力，易激动、烦躁、焦虑、胸闷、气短、心悸、肌肉关节痛、皮肤异常感觉等绝经相关症状	已知或可疑怀孕

适应证	禁忌证
生殖道干燥、烧灼、刺激、性生活疼痛；尿急、尿频、尿痛和反复泌尿系统感染等生殖道及泌尿系统萎缩的症状及体征	阴道流血的原因还没有明确
骨质疏松症高危因素,低骨量,绝经后骨质疏松症及有骨折风险	已知或可疑患有乳腺癌
如早发性卵巢功能不全、下丘脑垂体性闭经、手术绝经等过早的低雌激素状态	已知或可疑患性激素依赖性恶性肿瘤
	最近半年内患有活动性静脉或动脉血栓栓塞性疾病
	严重肝肾功能不全

（吴　洁）

40. 为什么更年期女性更要保持
健康生活方式

女性进入更年期后除了会出现绝经相关症状，罹患如心血管疾病、骨质疏松等老年退化性疾病的风险明显增加。应用绝经激素治疗可以有效治疗更年期相关症状及疾病，但不能忽视全面的健康管理，"合理膳食、适量运动、戒烟限酒和心理平衡"是健康生活方式的四大基石，做好健康管理对更年期女性非常重要。

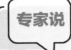

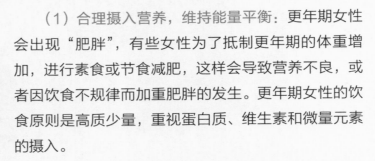

保持健康生活方式需做到以下几方面。

（1）合理摄入营养，维持能量平衡：更年期女性会出现"肥胖"，有些女性为了抵制更年期的体重增加，进行素食或节食减肥，这样会导致营养不良，或者因饮食不规律而加重肥胖的发生。更年期女性的饮食原则是高质少量，重视蛋白质、维生素和微量元素的摄入。

（2）适量运动：运动可有效提高更年期女性的基础代谢率，有利于控制体重。长期有氧运动是绝经女性骨质疏松症最积极的非药物治疗干预手段。通过运动，骨骼承受机械应力使骨骼的密度和强度增加，肌肉强度也增加，还可减轻因骨质疏松症引起的疼痛。此外，规律运动可使消化、平衡、情绪、认知及睡眠质量更好，显著降低心脏不良事件、脑卒中等疾病的发生率。户外运动的日光照射，有助于夜晚时褪黑素大量分泌，促进睡眠。

（3）保持积极乐观的心理状态：人的心理年龄可以自我控制，科学认识更年期，加强自我心理调适对健康非常有利。更年期是不以人的意志为转移的自然规律，每个女性均要经过更年期这一阶段，对于即将进入更年期的女性应有充分的思想准备，努力提高自我控制能力。面对症状所带来的苦恼，善于自我调节，切忌盲目疑虑，无休止地寻找和探求自己躯体上所出现的任何一点不适，以免因心理问题导致严重疾病的发生。

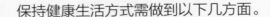

更年期女性运动注意事项

（1）个体化，根据个体情况调整运动方案。比如糖尿病不适合在饥饿或饱腹情况下运动。高血压患者适合低强度有氧运动。

（2）做好运动前准备和运动后恢复，循序渐进，如果有不舒服及时停下来。

（3）每周进行 3~5 次有氧运动（如慢跑、游泳、骑车、健步走、太极拳或八段锦等），及抗阻运动力量训练（如平板支撑、臀桥、半蹲、上斜俯卧撑等），每次 30~60 分钟，达到中等强度。

（吴　洁）

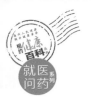

相约健康百科丛书

人物关系介绍

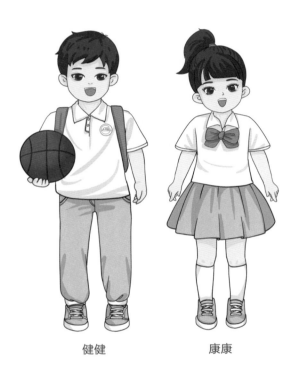

健健　　　　康康

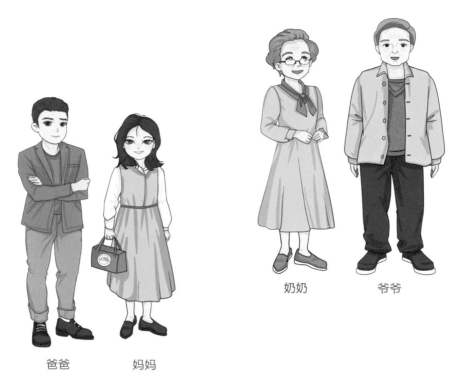

奶奶　　　　爷爷

爸爸　　　　妈妈

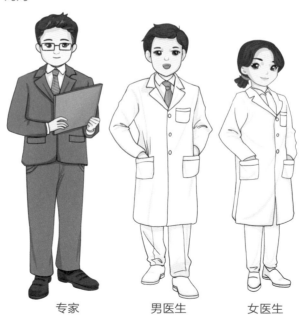

专家　　　　男医生　　　　女医生

图书在版编目（CIP）数据

中青年女性就医指导 / 朱兰，樊庆泊主编 . -- 北京 ：
人民卫生出版社，2024. 7. --（相约健康百科丛书）.
ISBN 978-7-117-36649-6

Ⅰ. R711-49

中国国家版本馆 CIP 数据核字第 2024QW4784 号

人卫智网	www.ipmph.com	医学教育、学术、考试、健康， 购书智慧智能综合服务平台
人卫官网	www.pmph.com	人卫官方资讯发布平台

相约健康百科丛书
中青年女性就医指导
Xiangyue Jiankang Baike Congshu
Zhongqingnian Nüxing Jiuyi Zhidao

主　　编：朱　兰　樊庆泊
出版发行：人民卫生出版社（中继线 010-59780011）
地　　址：北京市朝阳区潘家园南里 19 号
邮　　编：100021
E - mail：pmph @ pmph.com
购书热线：010-59787592　010-59787584　010-65264830
印　　刷：北京瑞禾彩色印刷有限公司
经　　销：新华书店
开　　本：710×1000　1/16　印张：24
字　　数：311 千字
版　　次：2024 年 7 月第 1 版
印　　次：2024 年 8 月第 1 次印刷
标准书号：ISBN 978-7-117-36649-6
定　　价：75.00 元

打击盗版举报电话：010-59787491　E-mail：WQ @ pmph.com
质量问题联系电话：010-59787234　E-mail：zhiliang @ pmph.com
数字融合服务电话：4001118166　E-mail：zengzhi @ pmph.com